# Arzneimittel richtig anwenden

Herausgegeben von

Walter E. Haefeli
Renate Quinzler
Hanna M. Seidling

Unter Mitarbeit von

Stefanie Amelung
David Czock
Christine Faller
Julia Freigofas
Anette Lampert
Kristina Lohmann
Anna V. von Medem
Julia T. Schiele
Alexander F. J. Send
Marion G. Stützle
Miriam Ude

189 Abbildungen

Georg Thieme Verlag
Stuttgart · New York

*Bibliografische Information der Deutschen Nationalbibliothek*

Die Deutsche Nationalbibliothek verzeichnet diese Publikation in der Deutschen Nationalbibliografie; detaillierte bibliografische Daten sind im Internet über http://dnb.d-nb.de abrufbar.

Die Grundlage für dieses Buch entstand im Rahmen des ESTHER-Net Forschungsverbundes, eines vom Bundesministerium für Bildung und Forschung (BMBF) geförderten Forschungsvorhabens des Förderschwerpunktes Gesundheit im Alter (Förderkennzeichen: 01ET1004B).


Rüdigerstraße 14
D-70469 Stuttgart
Homepage: http://www.thieme.de

Printed in Germany

Umschlaggestaltung: Thieme Verlagsgruppe
Umschlaggrafik: Thieme Verlagsgruppe
Zeichnungen: Walter E. Haefeli, Heidelberg
Satz: Ziegler + Müller, Kirchentellinsfurt
Druck: AZ Druck und Datentechnik GmbH

ISBN 978-3-13-175661-9 1 2 3 4 5 6

# Liebe Leserin, lieber Leser

In der Arzneimitteltherapie werden viele unterschiedliche Arzneimittel verwendet, die oft besondere Anforderungen an den Anwender stellen.

Häufig sind mehrere vorbereitende Schritte nötig, bis es zur eigentlichen Anwendung des Arzneimittels kommt. Hierzu zählen beispielsweise die Entnahme des Arzneimittels aus seiner Verpackung oder die Zubereitung einer Lösung vor der Einnahme. Auch die eigentliche Anwendung setzt eine korrekte Technik und manchmal eine anschließende Selbstkontrolle voraus.

Mit diesem Buch möchten wir Patientinnen und Patienten sowie pflegende Angehörige in der Durchführung der Arzneimitteltherapie unterstützen, indem es auf versteckte Schwierigkeiten aufmerksam macht und praktische Hinweise für den Alltag bietet. Dieses Buch soll außerdem Ärzten und Apothekern die Beratung ihrer Patienten erleichtern.

# Anschriften

## Herausgeber

Prof. Dr. med. Walter E. Haefeli
Universitätsklinikum Heidelberg
Abteilung Klinische Pharmakologie
und Pharmakoepidemiologie
Im Neuenheimer Feld 410
69120 Heidelberg

Dr. sc. hum. Renate Quinzler
Universitätsklinikum Heidelberg
Abteilung Klinische Pharmakologie
und Pharmakoepidemiologie
Im Neuenheimer Feld 410
69120 Heidelberg

Dr. sc. hum. Hanna M. Seidling
Universitätsklinikum Heidelberg
Abteilung Klinische Pharmakologie
und Pharmakoepidemiologie
Kooperationseinheit
Klinische Pharmazie
Im Neuenheimer Feld 410
69120 Heidelberg

## Autoren

Stefanie Amelung, Apothekerin

David Czock, Facharzt für Klinische Pharmakologie und Nephrologie

Christine Faller, Fachapothekerin für Arzneimittelinformation

Julia Freigofas, Fachapothekerin für Klinische Pharmazie

Prof. Dr. med. Walter E. Haefeli, Facharzt für Klinische Pharmakologie und Innere Medizin

Anette Lampert, Apothekerin

Kristina Lohmann, Apothekerin

Dr. sc. hum. Renate Quinzler, Fachapothekerin für Arzneimittelinformation

Julia T. Schiele, Apothekerin

Dr. sc. hum. Hanna M. Seidling, Fachapothekerin für Arzneimittelinformation

Alexander F. J. Send, Apotheker

Marion G. Stützle, Fachapothekerin für Klinische Pharmazie und Arzneimittelinformation

Dr. phil. nat. Miriam Ude, Fachapothekerin für Arzneimittelinformation

Anna V. von Medem, Apothekerin

# Inhaltsverzeichnis

# Allgemeine Hinweise für die richtige Arzneimittelanwendung

Die korrekte Anwendung von Arzneimitteln ist Voraussetzung für eine gute Wirkung. Damit ein Arzneimittel korrekt angewendet werden kann, müssen mehrere aufeinanderfolgende Schritte richtig ausgeführt werden. Zu Hause sind der Patient oder die Angehörigen dafür verantwortlich, die entsprechenden Schritte korrekt durchzuführen. Für die Anwendung jedes Arzneimittels gilt es also, sich die folgenden Schritte bewusst zu machen und dafür zu sorgen, dass sie richtig ausgeführt werden (angelehnt an die 9-„R"-Regel für Pflegekräfte):

## 1 Die richtige Lagerung

Die meisten Arzneimittel können bei Raumtemperatur (nicht über 25 °C) in einer trockenen, lichtgeschützten Umgebung gelagert werden. Für einige Arzneimittel gelten jedoch Ausnahmen, z. B. dass sie grundsätzlich (oder nur nach Anbruch) im Kühlschrank aufbewahrt werden müssen. Bei jedem neuen Arzneimittel sollte in der Apotheke nach den richtigen Lagerbedingungen gefragt und diese beachtet werden.

Darüber hinaus sollten nur Arzneimittel gelagert werden, die noch haltbar sind. Die Arzneimittelvorräte sollten also regelmäßig, z. B. einmal im Jahr, überprüft und abgelaufene Arzneimittel entsorgt werden.

## 2 Der richtige Patient

Bei der Lagerung von Arzneimitteln in einem Haushalt mit mehreren Personen sollte sichergestellt werden, dass die einzelnen Arzneimittelpackungen dem richtigen Familienmitglied zugeordnet werden können, z. B. durch getrennte Arzneimittelschränke und/oder durch eine eindeutige Beschriftung.

## 3 Das richtige Arzneimittel

Wenn mehrere Arzneimittel gleichzeitig eingenommen werden müssen, ist es eine Herausforderung, vergleichbare Arzneimittel (z. B. ein gleiches Arzneimittel von zwei unterschiedlichen Firmen) zu erkennen und ähnliche Arzneimittel (z. B. Arzneimittel mit gleichem Wirkstoff, aber mit unterschiedlichen Wirkstärken) zu unterscheiden. Um Verwechslungen zu vermeiden, ist es deshalb hilfreich zu wissen, wofür das jeweilige Arzneimittel angewendet wird. Es empfiehlt sich, die Arzneimittelpackungen entsprechend zu beschriften oder dies in einem Medikationsplan zu vermerken.

## 4 Der richtige Zeitpunkt

Der Zeitpunkt der Anwendung kann für die optimale Wirkung eines Arzneimittels entscheidend sein. Dafür gilt es die Uhrzeit, den Abstand zur letzten Anwendung, den Abstand zu anderen Arzneimitteln oder Mahlzeiten und die Therapiedauer zu beachten.

## 5 Die richtige Dosis

Die Dosis ist oftmals individuell auf einen Patienten und die aktuelle Situation angepasst und sollte für eine maximale Wirkung entsprechend eingehalten werden. Jeder Patient muss die Dosis und die Einnahmehäufigkeit seines Arzneimittels kennen. Wenn ein Arzneimittel nur bei Bedarf angewendet wird (z. B. ein Schmerzmittel), dann muss der Patient die Einzeldosis, den Mindestabstand zur nächsten Dosis und auch die Tagesmaximaldosis kennen. Wenn eine Einnahme vergessen wurde, gelten unterschiedliche Regeln, z. B., dass die Therapie einfach mit der nächsten Einnahme in der gewohnten Art und Weise weitergeführt werden sollte, oder auch, dass die vergessene Dosis nachgeholt werden sollte (manchmal nur innerhalb eines bestimmten Zeitrahmens). Bei jedem neuen Arzneimittel sollte daher mit einem Arzt oder Apotheker geklärt werden, wie bei einer vergessenen Einnahme vorgegangen werden sollte. Genaue Informationen enthält auch die Packungsbeilage des Arzneimittels.

## 6 Der richtige Weg in den Körper

Damit ein Arzneimittel gut vom Körper aufgenommen werden kann, ist der richtige Zugangsweg entscheidend. Dieser scheint zwar häufig offensichtlich zu sein, ist aber nicht immer selbsterklärend und sollte daher bei jedem neuen Arzneimittel mit einem Arzt oder Apotheker besprochen werden.

## 7 Die richtige Technik

Eng mit dem richtigen Zugangsweg ist die richtige Anwendungstechnik verbunden. Diese ist häufig für ein einzelnes Arzneimittel speziell festgelegt. Die Grundprinzipien für die Anwendung verschiedener Arzneiformen werden in diesem Buch erläutert.

Als Arzneiform wird die Zubereitung eines Wirkstoffs für die praktische Anwendung bezeichnet, also z. B. eine Tablette, ein Zäpfchen oder eine Lösung.

## 8 Die richtige Dokumentation

Eine Dokumentation der Arzneimitteleinnahme kann helfen, den Überblick über die Arzneimitteltherapie zu behalten. Bei Arzneimitteln, die nach der ersten Anwendung nur eine bestimmte Zeit lang angewendet werden dürfen, ist es sinnvoll, speziell die erste Anwendung und daraus folgend die letzte mögliche Anwendung am besten direkt auf der Packung zu dokumentieren.

## 9 Der richtige Effekt

Nach der Anwendung von Arzneimitteln ist es oftmals wichtig zu beobachten, ob erwünschte Wirkungen erreicht werden, z. B. ob der Schmerz nachlässt, oder ob unerwünschte Wirkungen („Nebenwirkungen“) auftreten. Beide Beobachtungen können dem Arzt dabei helfen, die Therapie anzupassen und zu optimieren.

Neben diesen Regeln ist es wichtig zu wissen, dass es bei der gleichzeitigen Anwendung mehrerer Arzneimittel zwischen diesen zu Wechselwirkungen kommen kann. Von Wechselwirkung spricht man, wenn ein Medikament die Konzentration oder Wirkung eines gleichzeitig verabreichten anderen Medikamentes erniedrigt, erhöht oder verändert. Während manche Wechselwirkungen sogar erwünscht sind, können andere die Therapie entscheidend beeinträchtigen, indem z. B. die Wirkung oder Verträglichkeit verringert wird. Daher ist es erforderlich, dass dem Arzt **alle** Arzneimittel, die ein Patient anwendet, genannt werden, auch diejenigen, die vom Patienten selbst in der Apotheke oder im Drogeriemarkt gekauft werden. Dazu gehören auch pflanzliche Arzneimittel, insbesondere solche mit Johanniskraut.

# Medikationsplan

Um den Überblick über die eigene Arzneimitteltherapie zu behalten, sollte stets ein Medikationsplan erstellt und aktuell gehalten werden.

Ein Medikationsplan ist auch für den Arzt und Apotheker eine wichtige Informationsquelle über die zurzeit angewendeten Arzneimittel. Er ermöglicht, die Medikation besser auf mögliche Wechselwirkungen zu überprüfen und neue Therapieoptionen zu bewerten.

Folgende Punkte sind bei der Erstellung eines Medikationsplans besonders wichtig:

- **Vollständigkeit**
  Der Plan sollte **alle** Arzneimittel enthalten, die derzeit regelmäßig oder bei Bedarf angewendet werden (auch rezeptfreie Arzneimittel oder Nahrungsergänzungsmittel aus der Apotheke oder dem Drogerie- und Supermarkt).

- **Aktualität**
  Veränderungen in der Therapie, z. B. nach einem Arzt- oder Apothekenbesuch, sollten immer sofort vermerkt werden.

Eine solche Veränderung könnte sein, dass …
… ein Arzneimittel nicht mehr angewendet werden soll,
… ein neues Arzneimittel hinzugekommen ist,
… die Dosierung eines Arzneimittels geändert wurde oder
… ein Arzneimittel durch das gleiche eines anderen Herstellers ersetzt wurde.

**Medikationsplan für:** Hans Mustermann  Stand: 01.05.2013

Ansprechpartner: Dr. Gesund  Telefonnummer: 01234/43210

<table>
<tr><th rowspan="2">Wirkstoff mit Wirkstärke</th><th rowspan="2">Handelsname</th><th rowspan="2">Grund für die Anwendung</th><th colspan="4">Dosisschema</th><th colspan="5">Essenshinweise</th><th rowspan="2">Hinweise zur Anwendung</th></tr>
<tr><th>Morgen</th><th>Mittag</th><th>Abend</th><th>Nacht</th><th>vor dem Essen</th><th>zu dem Essen</th><th>nach dem Essen</th><th>nüchtern</th><th>egal</th></tr>
<tr><td rowspan="2">Simvastatin 20mg</td><td rowspan="2">Anti-cholesterin*</td><td rowspan="2">Cholesterin-senkung</td><td>0</td><td>0</td><td>1 Stk</td><td>0</td><td rowspan="2"></td><td rowspan="2"></td><td rowspan="2"></td><td rowspan="2"></td><td rowspan="2">X</td><td rowspan="2"></td></tr>
<tr><td colspan="4"></td></tr>
<tr><td rowspan="2">Ibuprofen 400mg</td><td rowspan="2">Ohneschmerz*</td><td rowspan="2">Schmerzen</td><td></td><td></td><td></td><td></td><td rowspan="2"></td><td rowspan="2">X</td><td rowspan="2"></td><td rowspan="2"></td><td rowspan="2"></td><td rowspan="2"></td></tr>
<tr><td colspan="4">Bei Bedarf, max. 3 Tbl pro Tag</td></tr>
<tr><td rowspan="2">Ciprofloxacin 500mg</td><td rowspan="2">Bakterienweg forte*</td><td rowspan="2">Bronchitis</td><td>1 Stk</td><td>0</td><td>1 Stk</td><td>0</td><td rowspan="2"></td><td rowspan="2"></td><td rowspan="2"></td><td rowspan="2"></td><td rowspan="2">X</td><td rowspan="2">Milchprodukte 4 h vorher oder erst 2 h danach einnehmen.</td></tr>
<tr><td colspan="4">5 Tage lang einnehmen.</td></tr>
</table>

Diese Informationen werden beim Arzt oder in der Apotheke weitergegeben

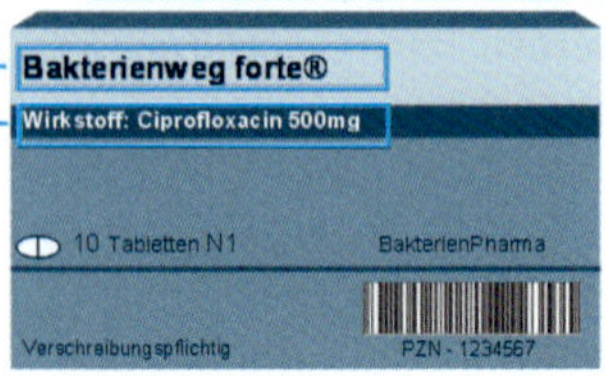

# Anwendung fester Arzneiformen zum Einnehmen

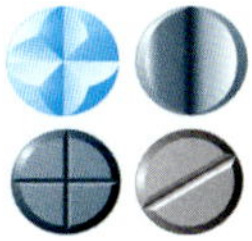

Feste Arzneiformen zum Einnehmen sind z. B. Tabletten zum Schlucken, Brausetabletten, Buccaltabletten oder Schmelztabletten sowie Kapseln.

## Tabletten zum Schlucken

### Richtige Anwendung

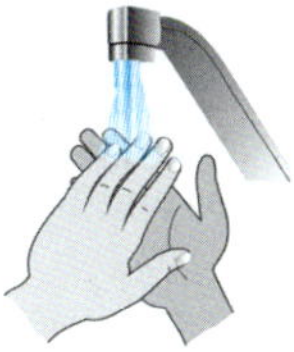

- Hände gründlich waschen und gut abtrocknen.
- Tablette aus der Blisterpackung herausdrücken (dafür kann eine gewisse Kraftanstrengung nötig sein).

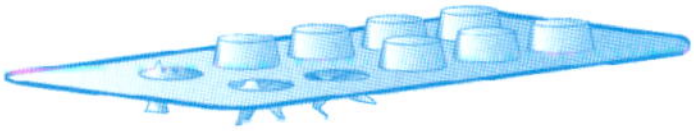

- Ein Glas mit stillem Wasser (ca. 200 ml) befüllen.

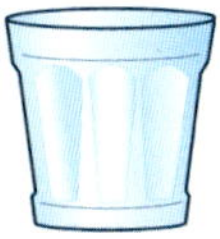

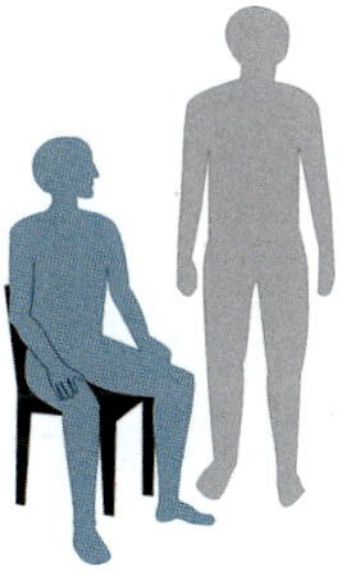

- Die Tablette auf die Zunge legen und im Sitzen oder Stehen schlucken (bettlägerige Patienten sollten den Oberkörper möglichst weit aufrichten). Das Glas zum Schlucken der Tablette zügig leer trinken.

**Bitte beachten**

- Tabletten nicht im Liegen einnehmen, da sie sonst eventuell in der Speiseröhre kleben bleiben und dort möglicherweise zu Schädigungen der Schleimhaut führen können.
- Werden Tabletten mit zu wenig Wasser eingenommen, können sie in der Speiseröhre kleben bleiben oder sie lösen sich im Magen nur schwer auf.
- Bei Patienten mit Herz- und/oder Nierenerkrankungen können Trinkmengenbeschränkungen gelten. Solche Patienten sollten mit einem Arzt oder Apotheker besprechen, wie die Einnahme am besten erfolgen sollte.

- Werden Tabletten vor der Einnahme aus der Blisterpackung entnommen und in eine Aufbewahrungshilfe („Tablettenbox") gegeben, sollte diese trocken und vor Licht geschützt aufbewahrt werden.

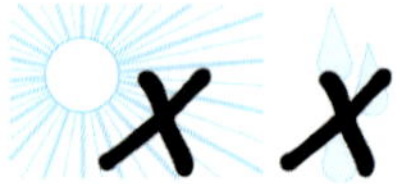

- Tabletten nie ohne Rücksprache mit einem Arzt oder Apotheker teilen, zerdrücken, zerbeißen oder auflösen. Das unerlaubte Verändern von Tabletten kann zu einem Verlust der Wirkung, einer Überdosierung oder Schädigungen der Schleimhaut führen.
- Wie Tabletten richtig geteilt oder zerkleinert werden können, wird im Kapitel „Verändern von Tabletten" Seite 10 erläutert.

## Tipps und Tricks

### *Entnahme von Tabletten*

- Bei Problemen mit der Entnahme von Tabletten aus der Blisterpackung können spezielle Hilfsmittel, die in Apotheken erhältlich sind, das Herausdrücken erleichtern.

### *Probleme beim Schlucken*

- Tablette in den Mund legen und zum Schlucken direkt aus einer weichen Plastikflasche mehrere Schlucke stilles Wasser trinken (darauf achten, dass beim Trinken keine Luft in die Flasche gelangt). Diese Methode sollte nicht angewendet werden, wenn Probleme beim Schlucken von Essen oder Trinken bestehen (z. B. häufiges Verschlucken oder Husten beim Essen).

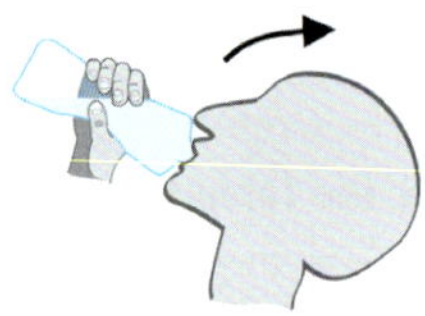

- Es gibt spezielle Trinkbecher, bei denen die Tablette auf ein Gitter im Becher gelegt und beim Trinken ganz automatisch zusammen mit dem Wasser geschluckt wird. Solche Trinkbecher sollten nicht angewendet werden, wenn Probleme beim Schlucken von Essen oder Trinken bestehen (z. B. häufiges Verschlucken oder Husten beim Essen).

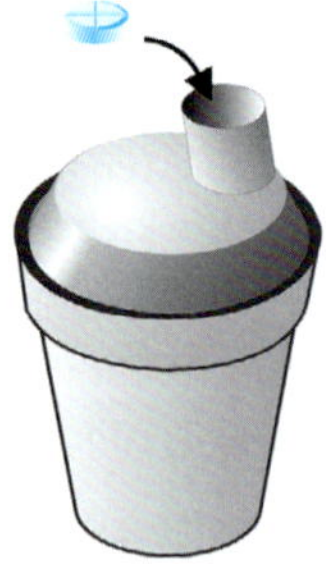

- Manche Tabletten können auch zusammen mit z. B. Apfelmus eingenommen werden. Im Anschluss sollte ein Glas stilles Wasser getrunken werden. Ob dies für ein bestimmtes Arzneimittel möglich ist, kann bei einem Arzt oder Apotheker erfragt werden.

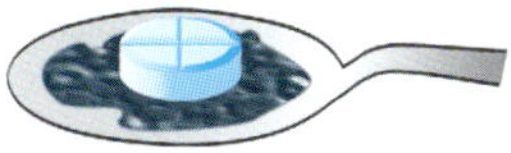

- Wenn die genannten Methoden die Schluckprobleme nicht beheben, können Arzneimittel in anderen Arzneiformen hilfreich sein, z. B. Arzneimittel in flüssiger Form oder Tabletten, die bereits im Mund zerfallen (z. B. Schmelztabletten). Welche Möglichkeiten es gibt, kann bei einem Arzt oder Apotheker erfragt werden.
- Bleibt eine Tablette in Hals oder Speiseröhre stecken, sollte erneut stilles Wasser nachgetrunken oder zusätzlich ein kleines Stückchen Brot gegessen werden.

## Brausetabletten

Brausetabletten sind Tabletten, die nicht im Ganzen geschluckt werden dürfen, sondern vor der Einnahme in einem Glas Wasser aufgelöst werden müssen. Die entstandene Lösung wird direkt im Anschluss getrunken.

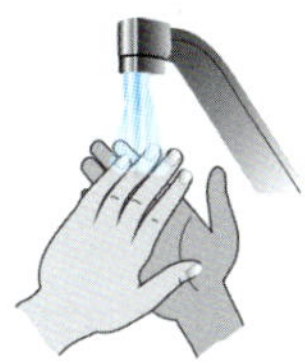

### Richtige Anwendung

- Hände gründlich waschen und gut abtrocknen.
- Ein Glas mit stillem Wasser (ca. 200 ml) bereitstellen.

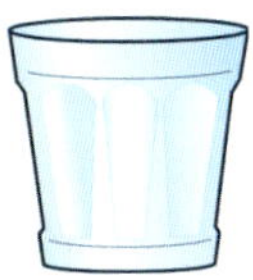

- Brausetablette aus der Einzelverpackung oder dem Röhrchen nehmen (Röhrchen wieder gut verschließen).

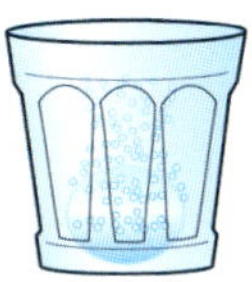

- Brausetablette in das Glas mit stillem Wasser fallen lassen und warten, bis sie sich aufgelöst hat. Die entstandene Lösung direkt im Anschluss trinken.
- Das Glas vor dem letzten Schluck schwenken, damit kein Bodensatz im Glas zurückbleibt.

**Bitte beachten**

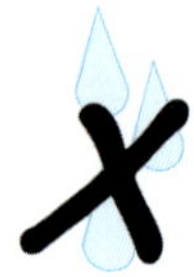

- Brausetabletten vor Feuchtigkeit geschützt aufbewahren (Röhrchen immer gut verschließen).
- Geteilte Brausetabletten aus Folienverpackungen sollten nicht aufbewahrt werden. Geteilte Brausetabletten aus Röhrchen können hingegen weiter im Röhrchen aufbewahrt werden.
- Wie (Brause-)Tabletten richtig geteilt oder zerkleinert werden können, wird im Kapitel „Verändern von Tabletten" Seite 10 erläutert.

**Tipps und Tricks**

- Damit Brausetabletten schneller zerfallen, können sie unter leichtem Rühren aufgelöst werden.

## Schmelztabletten

Schmelztabletten sind Tabletten, die auf die Zunge gelegt werden und sich direkt auf der Zunge auflösen. Daher haben Schmelztabletten den Vorteil, dass sie ohne Flüssigkeit eingenommen werden können und die Wirkung oft schneller eintritt.

### Richtige Anwendung

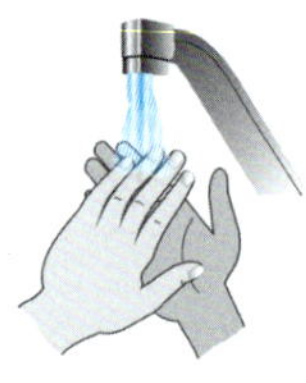

- Hände gründlich waschen und gut abtrocknen.
- Die Folie zur Entnahme der Schmelztablette von der Blisterpackung so weit abziehen, bis die Schmelztablette leicht zu entnehmen ist. Dabei darauf achten, dass die restlichen Schmelztabletten von der Folie bedeckt bleiben, damit sie vor äußeren Einflüssen wie z. B. Feuchtigkeit geschützt sind.

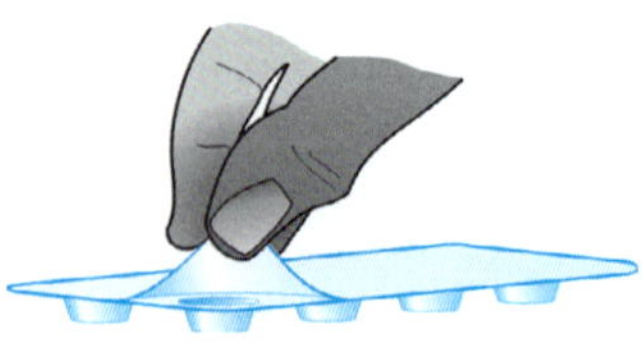

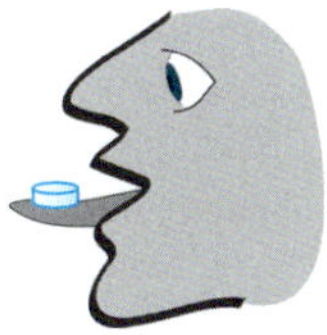

- Schmelztablette auf die Zunge legen und schmelzen lassen.
- Die aufgelöste Schmelztablette mit dem Speichel schlucken.

**Bitte beachten**

- Schmelztabletten niemals aus der Blisterpackung herausdrücken, da sie sonst zerbrechen.
- Schmelztabletten nach der Entnahme aus der Blisterpackung direkt anwenden und nicht aufbewahren, da sie feuchteempfindlich sind.

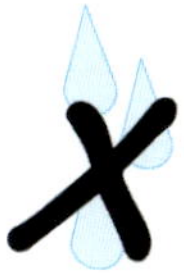

- Schmelztabletten dürfen in der Regel nicht geteilt werden.
- Nach der Einnahme für etwa 5 Minuten nicht essen oder trinken.

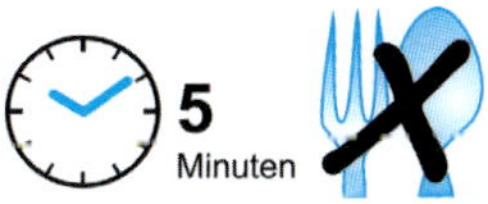


## Buccaltabletten

Buccaltabletten werden nicht geschluckt, sondern sollen sich nach Aufbringen zwischen Zahnfleisch und Wange dort auflösen.

### Richtige Anwendung

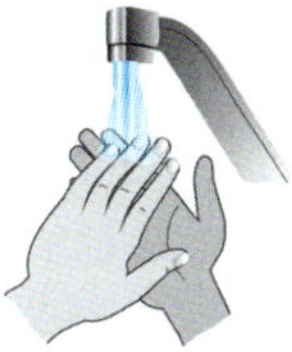

- Hände gründlich waschen und gut abtrocknen.
- Die Folie zur Entnahme der Buccaltablette von der Blisterpackung so weit abziehen, bis die Buccaltablette leicht zu entnehmen ist. Dabei darauf achten, dass die restlichen Buccaltabletten von der Folie bedeckt bleiben, damit sie vor äußeren Einflüssen wie z. B. Feuchtigkeit geschützt sind.

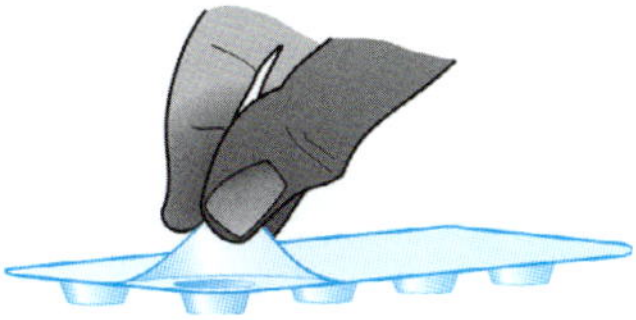

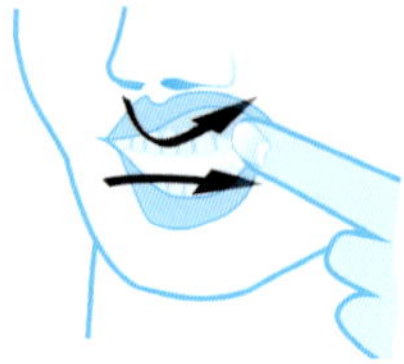

- Die Buccaltablette in die Backentasche zwischen Zahnfleisch und Wange in der Nähe eines Backenzahns einlegen und dort zergehen lassen (ca. 15 bis 25 Minuten).
- Solange sich die Buccaltablette zwischen Wange und Zahnfleisch befindet, nicht essen oder trinken.

**Bitte beachten**

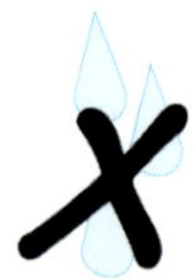

- Buccaltabletten niemals aus der Blisterpackung herausdrücken, da sie sonst zerbrechen.
- Buccaltabletten nach der Entnahme aus der Blisterpackung direkt anwenden und nicht aufbewahren, da sie feuchteempfindlich sind.
- Buccaltabletten nicht lutschen, kauen oder schlucken. Dies kann die Wirkung der Tablette verändern.
- Gebissträger sollten das Gebiss für den Zeitraum der Anwendung entnehmen und erst wieder einsetzen, wenn sich die Buccaltablette bereits aufgelöst hat.

## Verändern von Tabletten

Tabletten nie ohne Rücksprache mit einem Arzt oder Apotheker teilen, zerdrücken, zerbeißen oder auflösen. Das unerlaubte Verändern von Tabletten kann zu einem Verlust der Wirkung, einer Überdosierung oder Schädigungen der Schleimhaut führen.

### Teilen von Tabletten

Tabletten werden aus unterschiedlichen Gründen geteilt: z. B. um die Dosis anzupassen oder das Schlucken zu erleichtern.

### Richtig teilen

*Flache Tabletten mit kleiner Bruchkerbe*

- Tablette durch Daumendruck über den beiden Zeigefingern teilen (sogenannter Schlüsselgriff).

- Alternativ ist ein Teilen durch Drücken mit beiden Zeigefingern auf die Kanten der Tablette möglich (sogenannter Pinzettengriff). Die Tablette wird dann über die Nagelkante der beiden Daumen gebrochen.

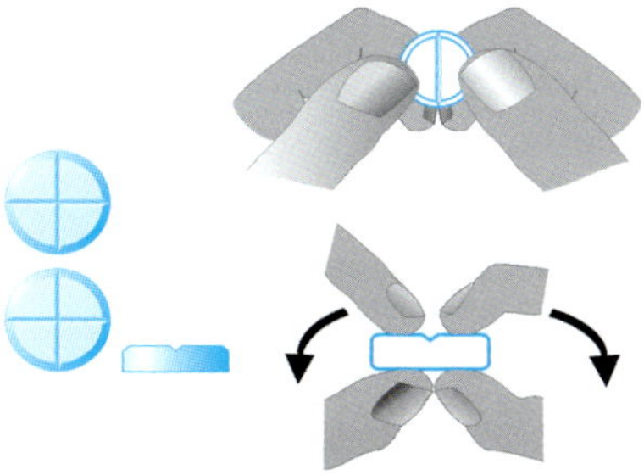

*Flache Tabletten mit großer Bruchkerbe*

- Tablette mit der tiefen Bruchkerbe nach unten auf eine harte Unterlage (z. B. Tischplatte) legen. Mit dem Finger auf die obere ungekerbte oder leicht gekerbte Seite drücken.

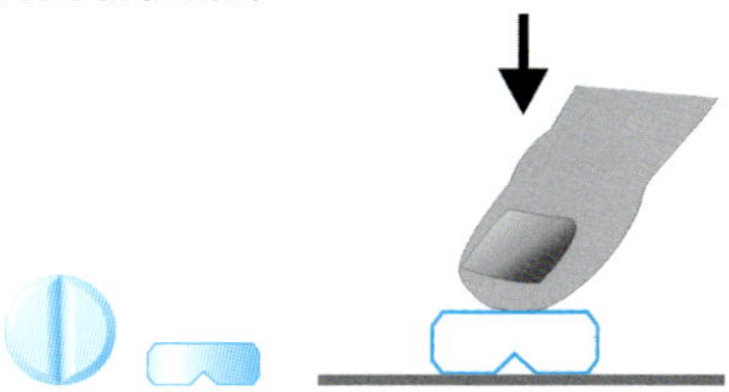

*Gewölbte Tabletten*

- Tablette mit der Bruchkerbe nach oben auf eine harte Unterlage (z. B. Tischplatte) legen. Mit dem Daumen oder beiden Zeigefingern auf die obere Seite drücken.

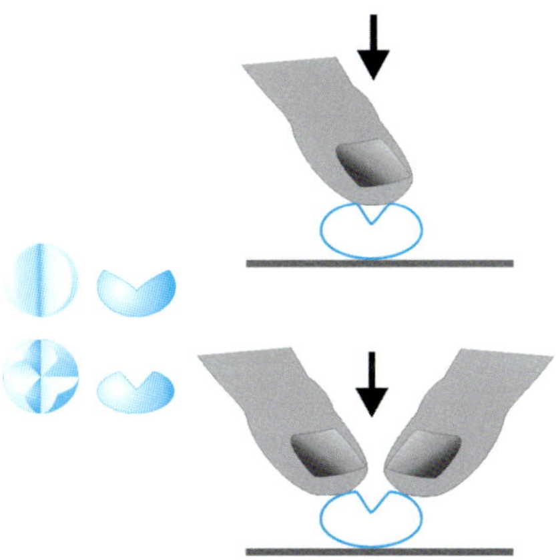

**Bitte beachten**

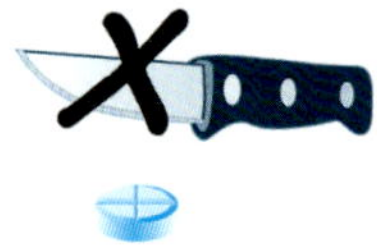

- Zum Teilen keine scharfen Gegenstände (z. B. Messer, Zange, Zähne) verwenden: es besteht das Risiko einer falschen Dosierung, außerdem können kleine Bruchstücke verloren gehen.

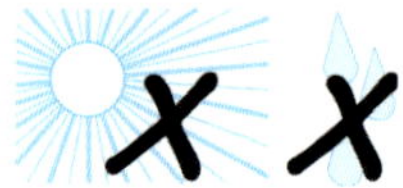

- Geteilte Tabletten vor Licht und Feuchtigkeit geschützt aufbewahren.
- Grundsätzlich sollten nur Tabletten mit echter Bruchkerbe geteilt werden. Sogenannte „Schmuckkerben“ dienen nicht der Teilung, sondern nur der Verzierung.
- Ob retardierte oder magensaftresistente Tabletten, Schmelz- oder Buccaltabletten im Einzelfall geteilt werden dürfen, kann der Packungsbeilage entnommen oder bei einem Arzt oder Apotheker erfragt werden.

**Tipps und Tricks**

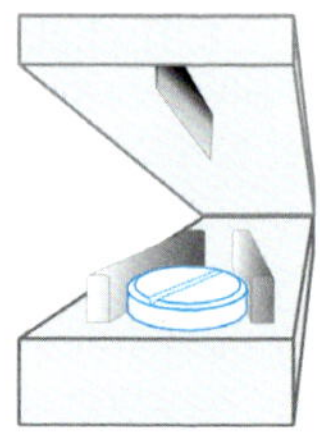

- Tablettenteiler können das Teilen von Tabletten vereinfachen. Sie eignen sich jedoch nur zum Teilen runder Tabletten mit Bruchkerbe, da ansonsten ungleiche Bruchstücke entstehen können.

## Mörsern und Suspendieren von Tabletten

Unter Mörsern versteht man eine Zerkleinerung von Tabletten zu einem gleichförmigen Pulver. Ein Mörsern von Tabletten wird z. B. bei Schluckproblemen oder bei der Gabe von Arzneimitteln über Ernährungssonden vorgenommen. Unter Suspendieren versteht man ein Zerfallenlassen einer (zerkleinerten) Tablette oder eines Pulvers in Flüssigkeit.

## Richtig Mörsern

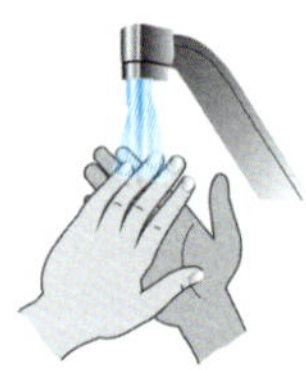

- Hände gründlich waschen und gut abtrocknen.
- Der Mörser sollte vor der Tablettenzerkleinerung sauber sein; falls eine feuchte Reinigung nötig ist, sollte man den Mörser anschließend gut trocknen lassen.
- Jede Tablette **einzeln** im Mörser zerkleinern, bis ein gleichmäßiges Pulver entsteht.
- Die Einnahme (gegebenenfalls nach Suspendierung des Pulvers in Flüssigkeit) sollte direkt nach der Zubereitung erfolgen.

## Richtig Suspendieren

- Jede (zerkleinerte) Tablette **einzeln** in 10 bis 50 ml stillem Wasser zerfallen lassen.
- Die Einnahme sollte direkt nach der Zubereitung erfolgen.

**Bitte beachten**

- Grundsätzlich sollte ein Arzneimittel nur dann gemörsert bzw. suspendiert werden, wenn keine alternative Arzneiform z. B. Tropfen zur Verfügung steht. Dies kann bei einem Arzt oder Apotheker erfragt werden.

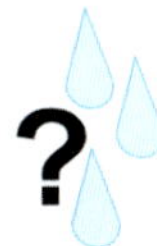

- Für jede Tablette sollte individuell mit einem Arzt oder Apotheker besprochen werden, ob ein Mörsern und/oder Suspendieren der jeweiligen Tablette möglich ist.

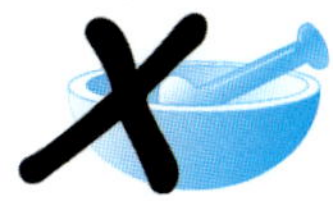

- Für jede Tablette sollte individuell mit einem Arzt oder Apotheker abgeklärt werden, ob besondere Schutzmaßnahmen (z. B. Handschuhe, Mundschutz) beim Mörsern notwendig sind.

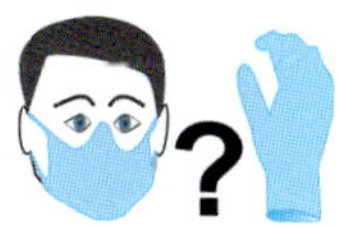

- Das Mörsern von Tabletten sollte in einem geeigneten, robusten Mörser erfolgen (z. B. 2-teiliger Kunststoffmörser, erhältlich in Apotheken).

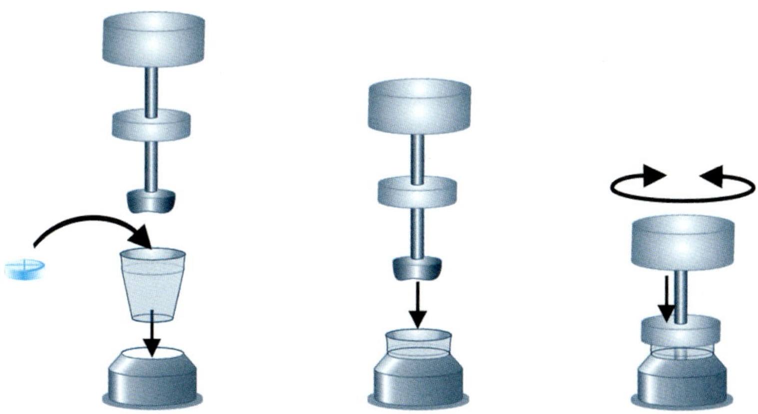

- Der Mörser sollte nach jeder Verwendung mit Leitungswasser gründlich gereinigt und getrocknet werden.

## Kapseln

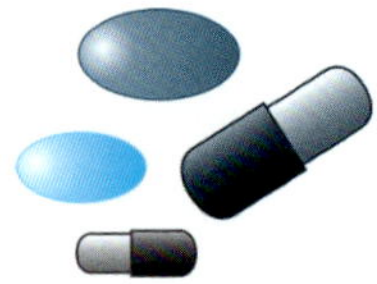

Es gibt zwei Arten von Kapseln: Hartgelatinekapseln, bestehend aus zwei zusammengesteckten Kapselhälften, und Weichgelatinekapseln, mit einer durchgehenden Kapselhülle und in der Regel flüssigem Inhalt.

### Richtige Anwendung

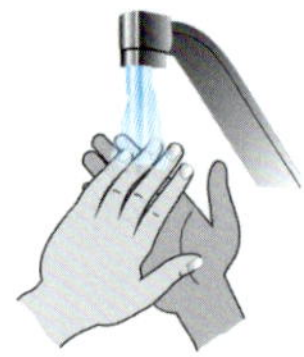

- Hände gründlich waschen und gut abtrocknen, da sich sonst die Kapselhülle an den Fingern auflöst.
- Kapsel aus der Blisterpackung herausdrücken (dafür kann eine gewisse Kraftanstrengung nötig sein).

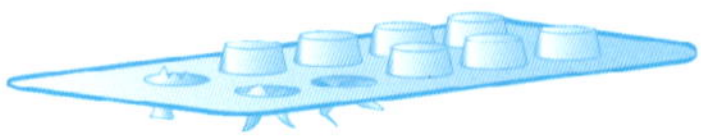

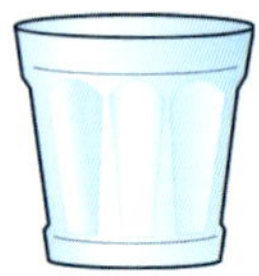

- Ein Glas mit stillem Wasser (ca. 200 ml) befüllen.

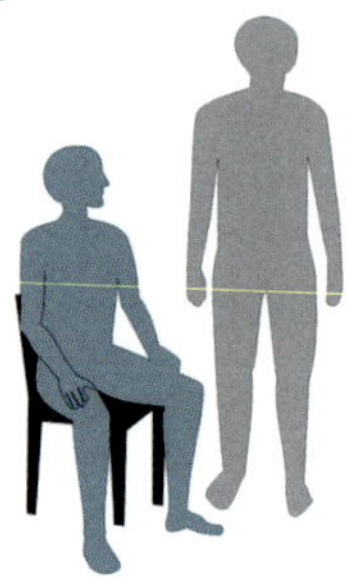

- Kapsel auf die Zunge legen und im Sitzen oder Stehen schlucken (bettlägerige Patienten sollten den Oberkörper möglichst weit aufrichten). Den Kopf beim Schlucken leicht nach vorne neigen. Das Glas zum Schlucken der Kapsel zügig leer trinken.

**Bitte beachten**

- Kapseln nicht im Liegen einnehmen, da sie sonst eventuell in der Speiseröhre kleben bleiben und dort möglicherweise zu Schädigungen der Schleimhaut führen können.
- Werden Kapseln mit zu wenig Wasser eingenommen, können sie in der Speiseröhre kleben bleiben oder sie lösen sich im Magen nur schwer auf.
- Bei Patienten mit Herz- und/oder Nierenerkrankungen können Trinkmengenbeschränkungen gelten. Solche Patienten sollten mit einem Arzt oder Apotheker besprechen, wie die Einnahme am besten erfolgen sollte.

- Werden Kapseln vor der Einnahme aus der Blisterpackung entnommen und in eine Aufbewahrungshilfe („Tablettenbox") gegeben, sollte diese trocken und vor Licht geschützt aufbewahrt werden.

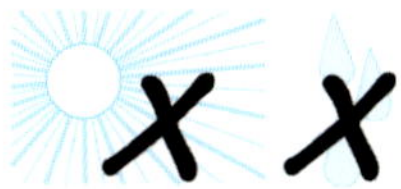

- Kapseln nie ohne Rücksprache mit einem Arzt oder Apotheker teilen, zerdrücken, zerbeißen, öffnen oder auflösen. Das unerlaubte Verändern von Kapseln kann zu einem Verlust der Wirkung, einer Überdosierung oder Schädigungen der Schleimhaut führen.

**Tipps und Tricks**

*Entnahme von Kapseln*

- Bei Problemen mit der Entnahme von Kapseln aus der Blisterpackung, können spezielle Hilfsmittel, die in Apotheken erhältlich sind, das Herausdrücken erleichtern.

*Probleme beim Schlucken*

- Beim Schlucken von Kapseln sollte der Kopf leicht nach vorne geneigt werden. Dadurch schwimmt die Kapsel zum Zungengrund, was das Schlucken merklich erleichtert.

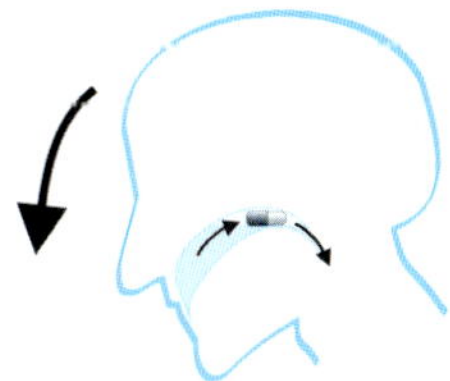

- Manche Kapseln können auch zusammen mit z. B. Apfelmus eingenommen werden. Im Anschluss sollte ein Glas stilles Wasser getrunken werden. Ob dies für ein bestimmtes Arzneimittel möglich ist, kann bei einem Arzt oder Apotheker erfragt werden.

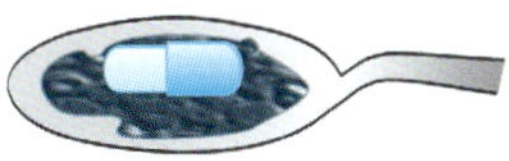

- Wenn die genannten Methoden die Schluckprobleme nicht beheben, können Arzneimittel in anderen Arzneiformen hilfreich sein, z. B. Arzneimittel in flüssiger Form oder Tabletten, die bereits im Mund zerfallen (z. B. Schmelztabletten). Welche Möglichkeiten es gibt, kann bei einem Arzt oder Apotheker erfragt werden.
- Bleibt eine Kapsel in Hals oder Speiseröhre stecken, sollte erneut stilles Wasser nachgetrunken oder ein kleines Stückchen Brot gegessen werden.

## Verändern von Kapseln

Kapseln nie ohne Rücksprache mit einem Arzt oder Apotheker öffnen, zerdrücken, zerbeißen oder auflösen. Das unerlaubte Verändern von Kapseln kann zu einem Verlust der Wirkung, einer Überdosierung oder Schädigungen der Schleimhaut führen.

### Öffnen von Kapseln

Kapseln können aus unterschiedlichen Gründen geöffnet werden, z. B. bei Verabreichung des Arzneimittels über eine Ernährungssonde oder zum erleichterten Schlucken.

### Richtig Öffnen

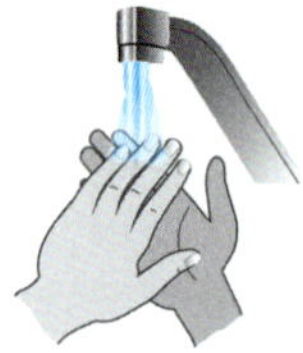

- Hände gründlich waschen und gut abtrocknen.
- Bei Hartgelatinekapseln werden die 2 Kapselhälften über einem kleinen Gefäß oder Löffel langsam und ggf. leicht rotierend auseinander gezogen. Das enthaltene Pulver oder Granulat kann z. B. auf einem Löffel mit etwas Apfelmus oder in stillem Wasser eingerührt eingenommen werden.

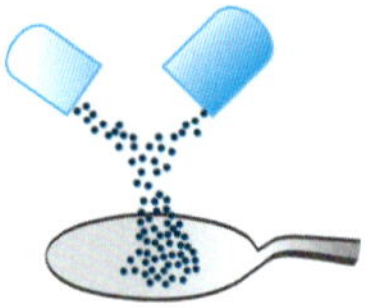

- Die Einnahme sollte direkt nach dem Öffnen bzw. nach der Zubereitung erfolgen.

**Bitte beachten**

- Aufgrund des flüssigen Inhalts sollten Weichgelatinekapseln nicht geöffnet werden.

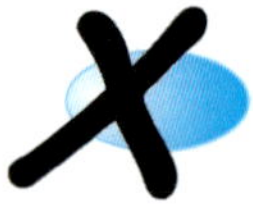

# Anwendung flüssiger Arzneiformen zum Einnehmen

Zu den flüssigen Arzneiformen zum Einnehmen zählen z. B. Trockensäfte, Suspensionen oder Lösungen. Lösungen sind Flüssigkeiten, bei denen das Arzneimittel vollständig aufgelöst ist. Suspensionen sind Flüssigkeiten, in denen noch feste, nicht gelöste Pulverteilchen vorhanden sind. Trockensäfte sind Pulver, die erst nach Zugabe von stillem Wasser gebrauchsfertig sind und angewendet werden können.

Flüssige Arzneiformen eignen sich besonders für Kinder oder Patienten, die Schwierigkeiten haben, feste Arzneiformen (z. B. Tabletten) einzunehmen. Außerdem können flüssige Arzneiformen einfacher als feste Arzneiformen individuell dosiert werden.

## Trockensäfte

Trockensäfte sind Pulver, die erst nach Zugabe von stillem Wasser gebrauchsfertig sind und angewendet werden können. Gegebenenfalls ist es notwendig, den hergestellten Saft nochmals vor jeder Anwendung zu schütteln.

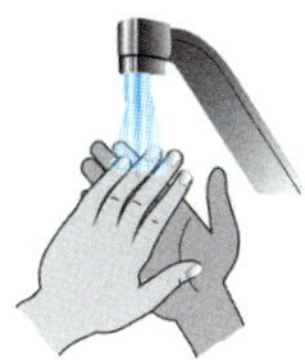

### Richtige Herstellung

- Hände gründlich waschen und gut abtrocknen.
- Das Pulver in der geschlossenen Flasche aufschütteln.
- Nach dem Öffnen der Flasche (Vorsicht: häufig ist eine Kindersicherung im Deckel vorhanden) die in der Packungsbeilage angegebene Menge stilles Wasser portionsweise, z. B. mithilfe eines kleinen Messbechers, hinzugegeben.
- Nach jeder Zugabe die Flasche verschließen und kräftig schütteln bis auf dem Flaschenboden keine Pulverreste mehr vorhanden sind.
- Falls sich dabei Schaum bildet, mit der weiteren Wasserzugabe warten, bis sich der Schaum aufgelöst hat.

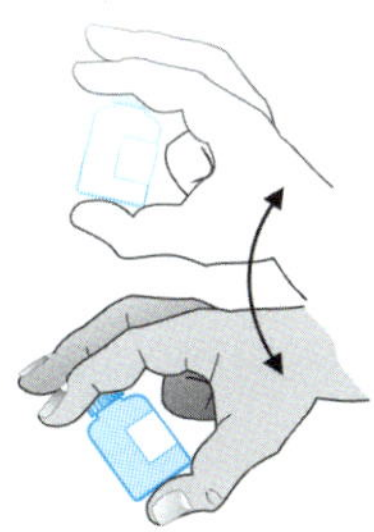

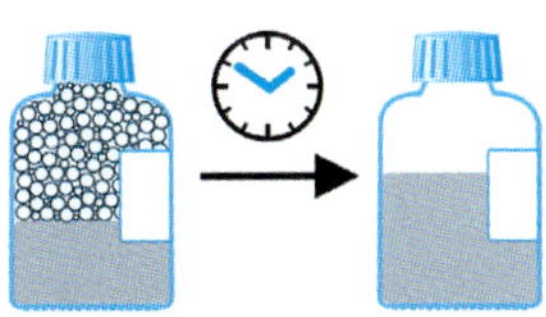

- Falls das stille Wasser bis zu einer bestimmen Markierungslinie eingefüllt werden soll, ist die Flasche zur Kontrolle des Füllstandes auf Augenhöhe zu halten.

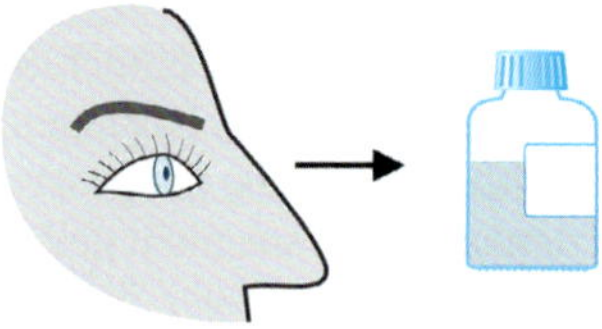

**Bitte beachten**

- Bei der Herstellung von Trockensäften sind die entsprechenden Anweisungen der Packungsbeilage zu beachten.
- Nach der Herstellung ist der Saft oft nur für kurze Zeit verwendbar und muss häufig unter besonderen Bedingungen aufbewahrt werden (z. B. im Kühlschrank). Die genauen Lagerungsbedingunen und die Aufbrauchfrist (gültig ab dem Tag der Herstellung, also der Zugabe von Wasser zum Pulver) sind der Packungsbeilage des Arzneimittels zu entnehmen.
- Bei Problemen oder Unsicherheiten mit der Herstellung kann der Trockensaft auch in der Apotheke hergestellt werden.

**Tipps und Tricks**

- Es empfiehlt sich, das Anbruchdatum und möglichst auch das Aufbrauchdatum auf der Saftflasche zu notieren.

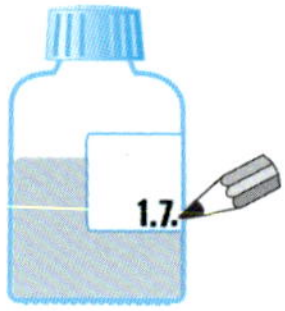


## Suspensionen

Suspensionen sind Flüssigkeiten, in denen noch feste, nicht gelöste Pulverteilchen vorhanden sind.

### Richtige Anwendung

- Hände gründlich waschen und gut abtrocknen.

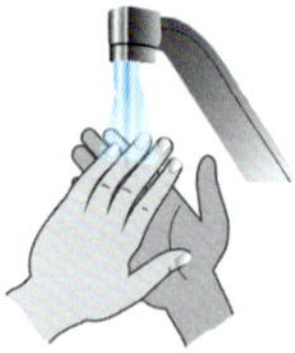

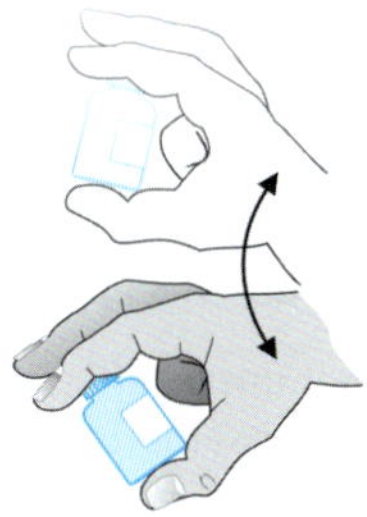

- Die Suspension vor jeder Anwendung schütteln. Nur so können sich die ungelösten Wirkstoffteilchen, die sich in der Suspension befinden, gleichmäßig in der Flüssigkeit verteilen und nur dann ist sichergestellt, dass in einer bestimmten Menge Flüssigkeit immer gleich viel Wirkstoff vorhanden ist.
- Zur Dosierung eine geeignete Dosierhilfe verwenden. Diese ist in der Regel in der Arzneimittelpackung enthalten.

**Bitte beachten**

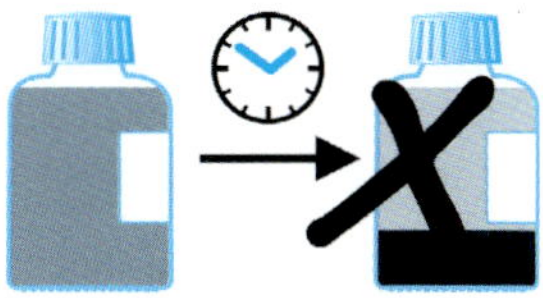

- Die Suspension darf nach dem Schütteln nicht zu lange stehen bleiben bis sie angewendet wird, da sich sonst der Wirkstoff wieder absetzt.

## Lösungen

Lösungen werden häufig in Form von Tropfen verabreicht. Wenn für eine Dosis sehr viele Tropfen notwendig sind, können Pumpspender eingesetzt werden. Ihr Vorteil gegenüber Tropfflaschen liegt darin, dass durch einen Hub eine größere Menge Arzneistofflösung abgegeben wird. Das erspart insbesondere bei großen Mengen das Abzählen von vielen Tropfen. Eine einmalige Betätigung der Pumpe entspricht dabei einem Pumphub, wobei ein Pumphub mehrere Tropfen enthält.

### Richtige Anwendung

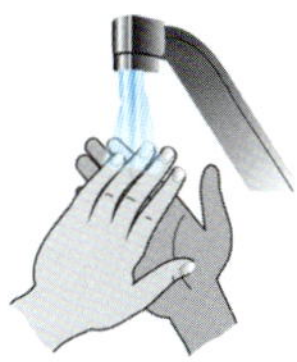

- Hände gründlich waschen und gut abtrocknen.
- Die Tropfflasche ruhig in der Hand halten. Bei Kunststoffflaschen sanft auf den Flaschenkörper drücken, um die richtige Tropfenzahl zu entnehmen.

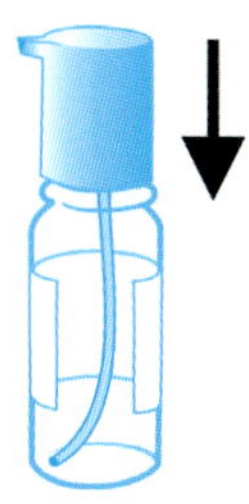

- Bei Pumpspendern die Flasche entweder auf eine ebene und feste Fläche stellen oder zur Anwendung schräg halten. Dies ist von Arzneimittel zu Arzneimittel verschieden und sollte der jeweiligen Packungsbeilage entnommen werden.
- Bei Pumpspendern die Pumpvorrichtung bis zum Anschlag durchdrücken.

**Bitte beachten**

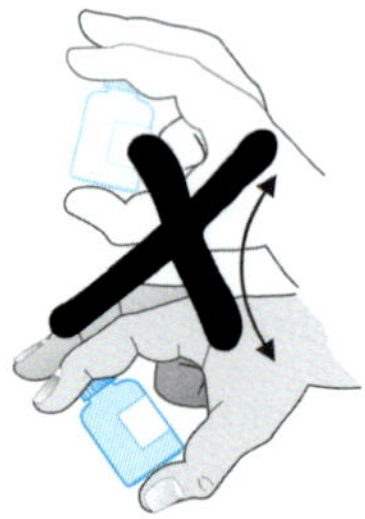

- Tropfflaschen vor der Anwendung nicht schütteln, da sich hierdurch Luftblasen im Tropfausgang bilden können, was wiederum zu einer falschen Dosierung führen kann.
- Kunststoffflaschen nur sanft zusammendrücken, da sich sonst die Tropfgeschwindigkeit erhöht und das Zählen der einzelnen Tropfen erschwert wird. Außerdem verringert sich bei zu starkem Druck die Tropfengröße, was zu einer falschen Dosierung führen kann.
- Vor der Erstanwendung eines neuen Pumpspenders die Pumpe mehrfach bis zum Austritt der Lösung betätigen, um Luft aus dem System zu entfernen. Dies ist ein einmaliger Vorgang.
- Den Pumpspender nach Anbruch stehend aufbewahren.
- Sobald bei Pumpspendern nur noch eine Restmenge Lösung in der Flasche ist, wird beim Pumpen Luft angesaugt. Dadurch ist eine genaue Dosierung nicht mehr gewährleistet. Daher sollte der verbleibende Rest nicht mehr verwendet werden.

**Tipps und Tricks**

- Tropfflaschen können unterschiedliche Tropfaufsätze haben, die darüber entscheiden, ob sie beim Tropfen senkrecht (sogenannte Zentraltropfer) oder schräg (sogenannte Randtropfer) gehalten werden sollten, damit die Tropfen die richtige Größe haben. Die Apotheke kann darüber Auskunft geben, zu welcher Kategorie das jeweilige Arzneimittel zählt.

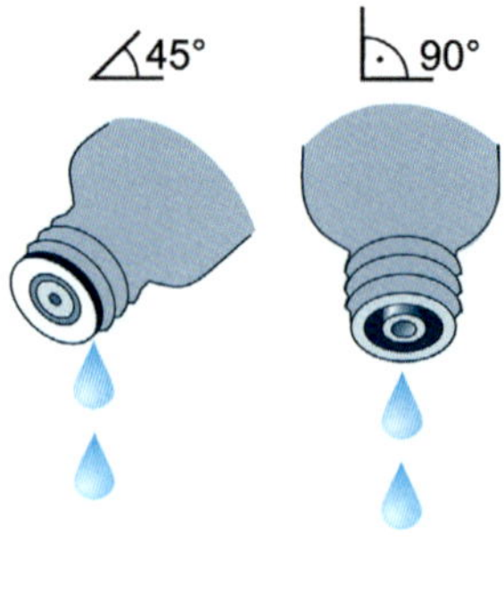

# Arzneiformen zur Anwendung am Auge

Arzneiformen zur Anwendung am Auge sind z. B. Augentropfen, die in Behältnissen zur einmaligen oder mehrmaligen Anwendung erhältlich sind sowie Augencremes, Augensalben und Augengele.

## Augentropfen

### Richtige Anwendung

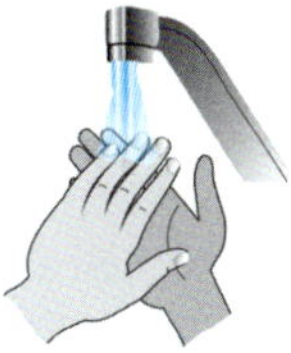

- Hände gründlich waschen und gut abtrocknen.
- Das Augentropfenfläschchen kurz mit den Händen anwärmen. Dadurch ist eine angenehmere und reizärmere Anwendung möglich.

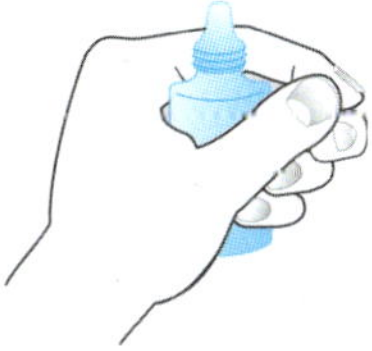

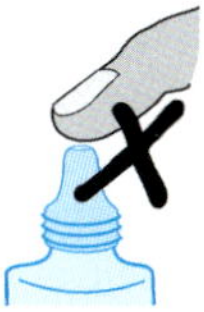

- Schutzkappe von der Tropfflasche abnehmen. Dabei darauf achten, dass die Tropferspitze nicht berührt wird.
- Einzeldosenbehältnisse durch Drehen der Verschlusskappe öffnen.

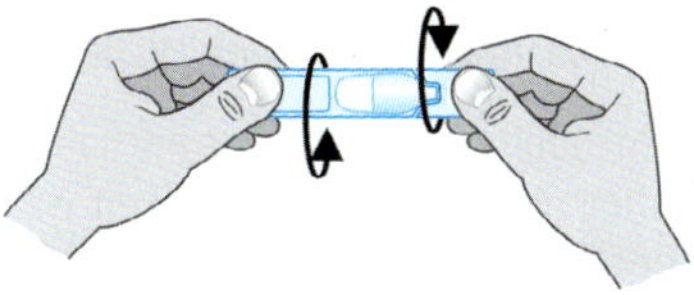

- Kopf in den Nacken legen und dabei beide Augen, auch das nicht zu behandelnde, geöffnet lassen.
- Mit der nicht-dominanten Hand (bei Rechtshändern also die linke Hand) das Unterlid leicht nach unten ziehen. Hierdurch bildet sich ein offenes Bindehautsäckchen.

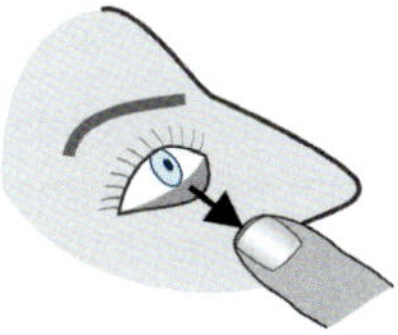

- Den Blick nach oben richten und einen festen Punkt fokussieren, um das Blinzeln zu unterdrücken.

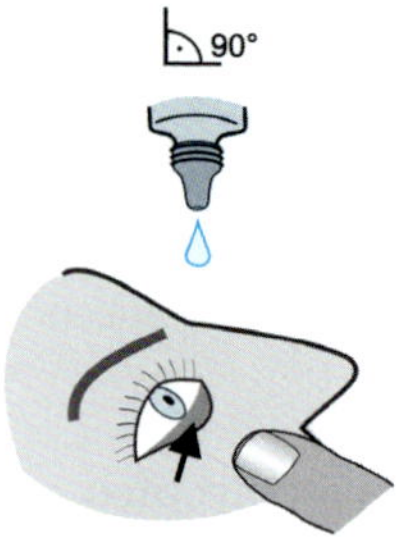


- Mit der dominanten Hand (bei Rechtshändern also die rechte Hand) die Tropfflasche senkrecht über das geöffnete Auge halten und einen Tropfen in das Bindehautsäckchen einbringen (nicht direkt auf das Auge).
- Beide Augen für ca. 1 Minute locker geschlossen halten. Gleichzeitig können die Augäpfel bewegt werden, um die Augentropfen möglichst gleichmäßig auf der Augenoberfläche zu verteilen.
- Während die Augen geschlossen sind, kann durch sanftes Drücken mit den Fingern auf die Nasenknochen am Augeninnenwinkel ein Abfließen der Augentropfen über den Tränen-Nasen-Kanal verhindert werden.

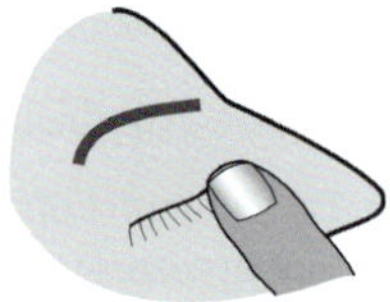

**Bitte beachten**

- Ein Tropfen pro Anwendung ist in der Regel ausreichend.

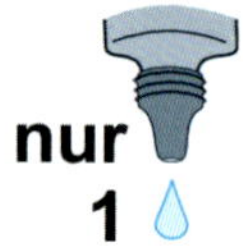


*Vor und nach der Anwendung*

- Suspensionsaugentropfen, also Augentropfen, in denen noch kleine Pulverteilchen vorhanden sind, vor der Anwendung leicht schwenken. Starkes Schütteln vermeiden, da sich sonst Luftblasen im Tropfausgang des Fläschchens bilden, was zu einer ungenauen Dosierung führen könnte.
- Augentropfen zur mehrmaligen Anwendung enthalten in der Regel Konservierungsmittel. Daher sollten nach Möglichkeit während der Dauer der Anwendung keine Kontaktlinsen getragen werden. Bei manchen Arzneimitteln können Kontaktlinsen nach einer Wartezeit von mindestens 15 Minuten wieder eingesetzt werden. Nähere Informationen hierzu enthält die Packungsbeilage des Arzneimittels.
- Bei der Anwendung mehrerer Augentropfen am selben Auge ist ein zeitlicher Abstand von mindestens 10 Minuten einzuhalten, da das Arzneimittel sonst überfließt (Verlust und ungenügende Wirkung).

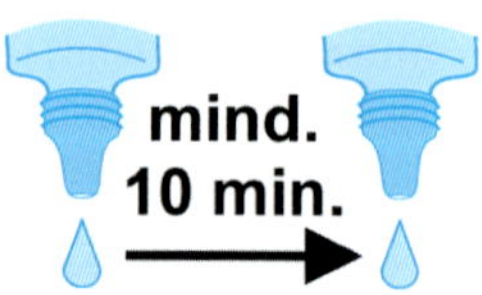


- Bei der Anwendung öliger Augentropfen kann es zu einer kurzfristigen Einschränkung der Sicht kommen.

*Hygiene*

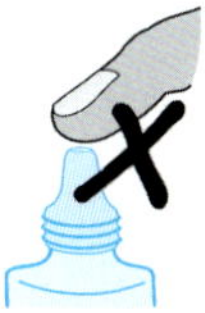

- Um die Tropföffnung vor Verunreinigungen zu schützen, ist ein Kontakt mit der Haut, dem Auge oder der Kleidung zu vermeiden.
- Ein Fläschchen mit Augentropfen sollte nur von einer einzelnen Person benutzt werden, um eine ausreichende Hygiene zu gewährleisten.

*Aufbrauchfristen*

- Nach dem ersten Öffnen sind Augentropfen nur eine kurze Zeit verwendbar. Im Allgemeinen gelten folgende Aufbrauchfristen:
  - Augentropfen zur einmaligen Anwendung, sogenannte Einzeldosenbehältnisse (EDO), und Augentropfen ohne Konservierungsmittel: maximal 24 Stunden nach dem ersten Öffnen.
  - Augentropfen zur mehrmaligen Anwendung: in der Regel 4 bis 6 Wochen nach dem ersten Öffnen.
- Diese Angaben sind jedoch produktspezifisch, daher sind genaue Informationen zur Aufbrauchfrist der jeweiligen Packungsbeilage zu entnehmen.

**Tipps und Tricks**

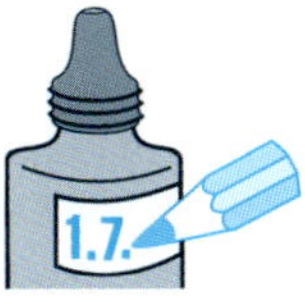


- Es empfiehlt sich, das Anbruchdatum und möglichst auch das Aufbrauchdatum auf der Augentropfenflasche zu notieren.
- Zur leichteren Anwendung von Augentropfen stehen verschiedene Hilfsmittel, welche in Apotheken erhältlich sind, zur Verfügung:
  - Positionierungshilfen: Diese erleichtern das Halten und Fixieren des Augentropfenfläschchens direkt über dem Auge.
  - Quetschhilfen: Diese erleichtern das Herausdrücken eines Tropfens aus einem Kunststofffläschchen.
  - Positionierungs- und Quetschhilfen: Diese Hilfsmittel unterstützen sowohl die Positionierung als auch das Herausdrücken eines Tropfens.

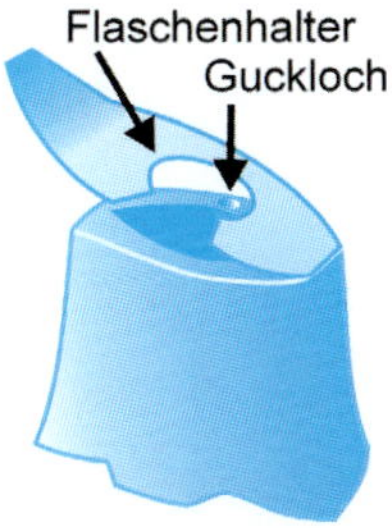

- Alternativ ist eine Anwendung von Augentropfen im Liegen (z. B. für Anwendung bei Kindern) möglich: Dazu waagerecht (ohne Kissen) auf dem Rücken liegen. Die Augentropfen bei geschlossenen Augen in den inneren Lidwinkel tropfen. Wenn die Augen anschließend geöffnet werden, fließt der abgegebene Tropfen in das Auge.

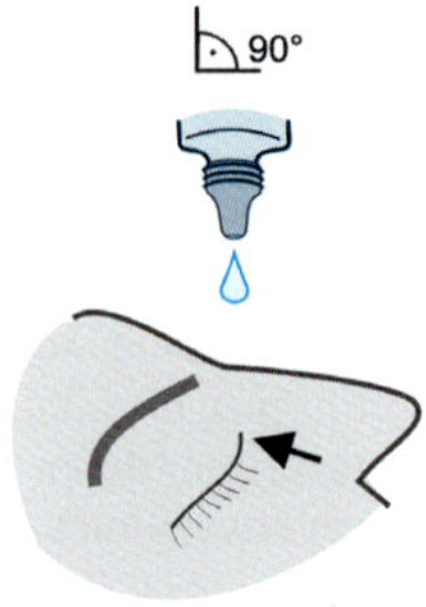


- Einige Produkte sind als sogenannte COMOD®-Systeme erhältlich. Dabei handelt es sich um ein spezielles Behältnis zur Mehrfachanwendung für Augentropfen, dessen Konstruktion den Zusatz von Konservierungsmitteln überflüssig macht. Diese Produkte können 3 bis 6 Monate nach dem ersten Öffnen verwendet werden. Die Aufbrauchfrist ist produktspezifisch, nähere Informationen enthält die jeweilige Packungsbeilage. Für die Anwendung wird das COMOD®-Fläschchen mit einem sogenannten „Drei-Finger-Griff" gehalten: Zeige- und Mittelfinger befinden sich am Flaschenboden, der Daumen auf der gegenüberliegenden Seite der Flasche (neben dem Tropfaufsatz). Durch Zusammendrücken wird ein Tropfen abgegeben.

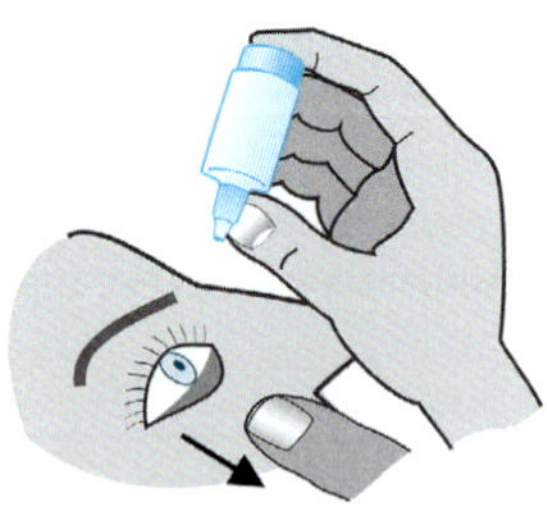

## Cremes, Salben und Gele zur Anwendung am Auge

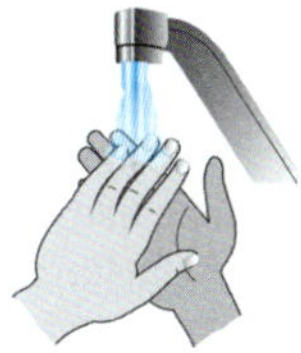

### Richtige Anwendung

- Hände gründlich waschen und gut abtrocknen.
- Das Arzneimittel kurz mit den Händen anwärmen. Dadurch ist eine angenehmere und reizärmere Anwendung möglich.

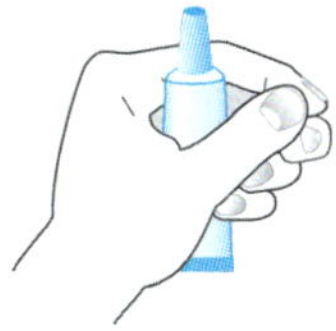

- Tube öffnen. Dabei darauf achten, dass die Tubenspitze nicht berührt wird.

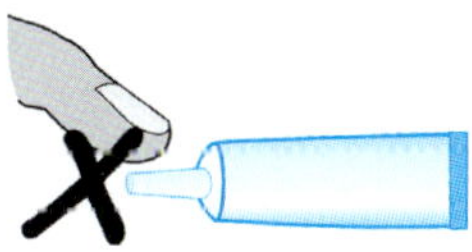

- Kopf in den Nacken legen und dabei beide Augen, auch das nicht zu behandelnde, geöffnet lassen.
- Mit der nicht-dominanten Hand (bei Rechtshändern also die linke Hand) das Unterlid leicht nach unten ziehen. Hierdurch bildet sich ein offenes Bindehautsäckchen.

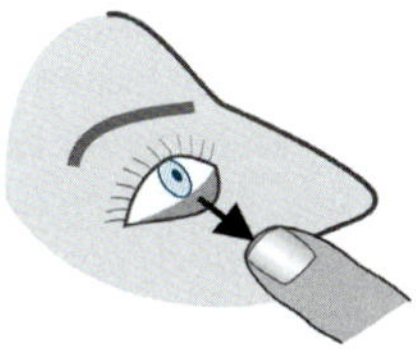

- Den Blick nach oben richten und einen festen Punkt fokussieren, um das Blinzeln zu unterdrücken.
- Einen dünnen Strang (meist 0,5 cm bis 1 cm lang) in das Bindehautsäckchen einbringen (nicht direkt auf das Auge). Dabei den Strang von der Augeninnenseite zur Augenaußenseite führen (von der Nase weg).
- Den Strang durch Drehen der Tube von der Tubenspitze abtrennen.
- Beide Augen für ca. 1 Minute locker geschlossen halten. Gleichzeitig können die Augäpfel bewegt werden, um das Arzneimittel möglichst gleichmäßig auf der Augenoberfläche zu verteilen.

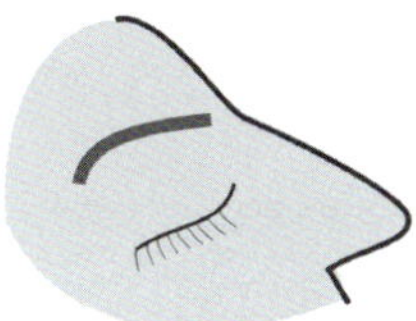

## Bitte beachten

*Vor und nach der Anwendung*

- Kontaktlinsen sollten bei Anwendung einer Augencreme/-salbe oder eines Augengels nicht getragen werden. Bei manchen Arzneimitteln können Kontaktlinsen nach einer Wartezeit von mindestens 15 Minuten wieder eingesetzt werden. Nähere Informationen enthält die Packungsbeilage des Arzneimittels.
- Das Sehvermögen kann nach Anwendung einer Creme, Salbe oder eines Gels im Auge für einige Minuten eingeschränkt sein.

*Hygiene*

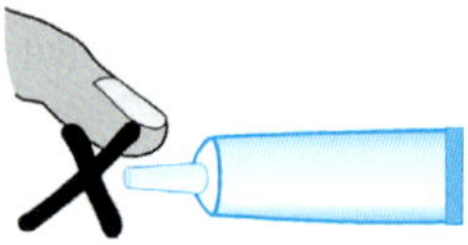

- Um die Tubenöffnung vor Verunreinigungen zu schützen, ist ein Kontakt mit der Haut, dem Auge oder der Kleidung zu vermeiden.
- Das Augenarzneimittel sollte nur von einer einzelnen Person benutzt werden, um eine ausreichende Hygiene zu gewährleisten.

*Aufbrauchfristen*

- Nach dem ersten Öffnen sind Augenarzneimittel nur eine kurze Zeit verwendbar. In der Regel können Cremes, Salben und Gele zur Anwendung am Auge 4 Wochen nach dem ersten Öffnen verwendet werden. Diese Angaben sind jedoch produktspezifisch, daher sind genaue Informationen zur Aufbrauchfrist der jeweiligen Packungsbeilage zu entnehmen.

## Tipps und Tricks

- Es empfiehlt sich, das Anbruchdatum und möglichst auch das Aufbrauchdatum auf der Packung oder Tube zu notieren.

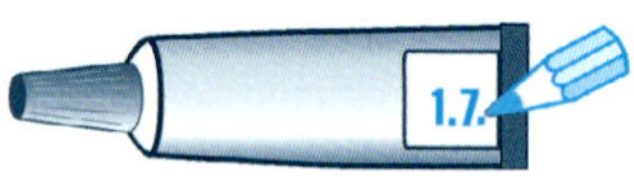

## Arzneiformen zur Anwendung in der Nase

Arzneiformen zur Anwendung in der Nase sind z. B. Nasentropfen oder Nasensprays, die entweder direkt an der Nasenschleimhaut wirken oder auch in den Körper aufgenommen werden.

### Nasentropfen

#### Richtige Anwendung

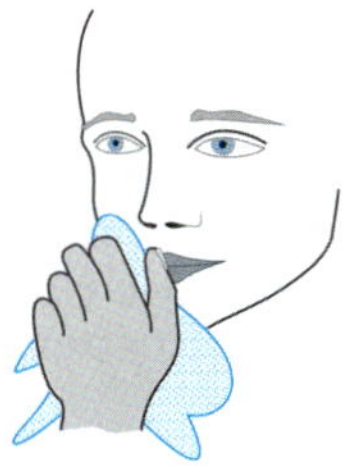

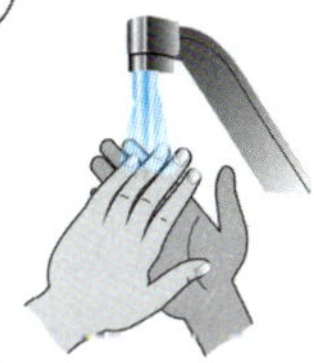

- Vor der Anwendung schnäuzen.
- Hände gründlich waschen und gut abtrocknen.
- Die Nasentropfen möglichst tief in die Nase Richtung Nasendach einbringen, z. B. indem der Kopf in Rückenlage nach hinten geneigt wird.

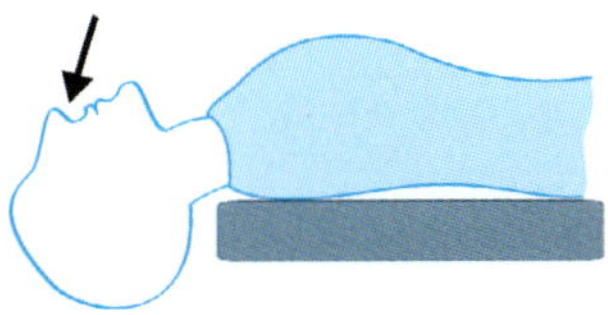

- Während des Tropfens etwas Luft durch die Nase einziehen und über den Mund ausatmen. Danach den Kopf leicht nach rechts und links schwenken.
- Nach der Anwendung die Tropfpipette oder das Fläschchen noch zusammengedrückt aus der Nase ziehen, um kein Nasensekret in das Behältnis einzusaugen.
- Pipette nach jedem Gebrauch mit einem sauberen trockenen Tuch reinigen.

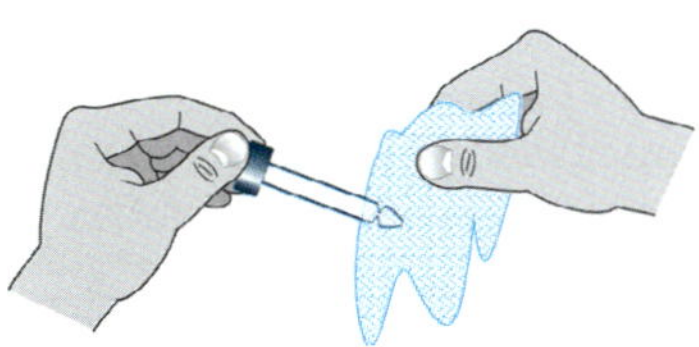

**Bitte beachten**

- Die Nasentropfen sollten nur von einer einzigen Person verwendet werden, andernfalls können Krankheitskeime von einem Anwender auf den nächsten übertragen werden.
- Nasentropfen sind nach dem ersten Öffnen nur begrenzt haltbar. Genaue Informationen zur Aufbrauchfrist sind der Packungsbeilage des Arzneimittels zu entnehmen.

**Tipps und Tricks**

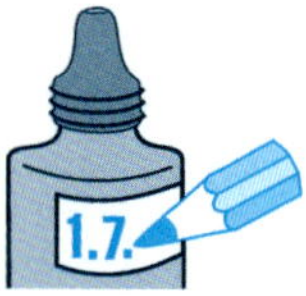


- Es empfiehlt sich, das Anbruchdatum und möglichst auch das Aufbrauchdatum auf der Nasentropfenflasche zu notieren.
- Um die Naseneingänge etwas zu erweitern, die Nasenspitze mit einem Finger vorsichtig anheben.

## Nasensprays

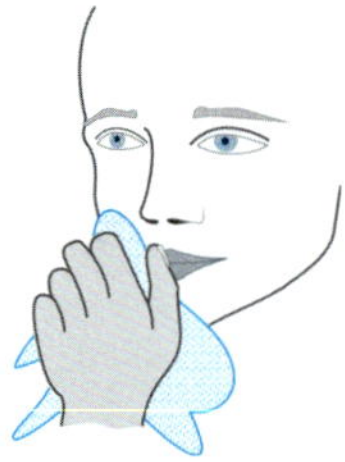

### Richtige Anwendung

- Vor der Anwendung schnäuzen.

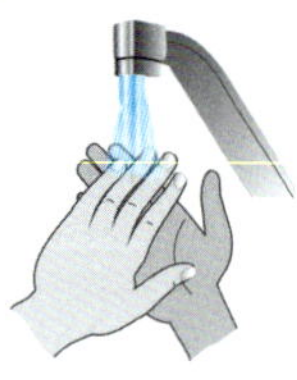

- Hände gründlich waschen und gut abtrocknen.

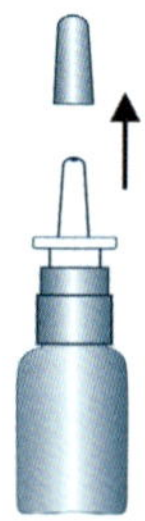

- Schutzkappe entfernen.

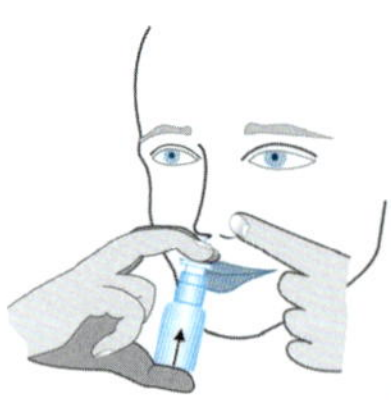

- Spitze des Sprays etwa 1 cm tief in ein Nasenloch einführen, anderes Nasenloch zuhalten, dabei den Kopf bei aufrechter Position leicht nach vorne beugen.
- Während des Sprühens etwas Luft durch die Nase einziehen und anschließend über den Mund ausatmen.
- Kopf einige Sekunden lang leicht nach hinten beugen, damit sich das Spray über die gesamte Nasenschleimhaut verteilen kann.

- Quetschbare Fläschchen nach Anwendung noch zusammengedrückt aus der Nase ziehen, um kein Nasensekret in das Fläschchen einzusaugen.
- Spitze nach jedem Gebrauch mit einem sauberen trockenen Tuch reinigen und Schutzkappe aufsetzen.

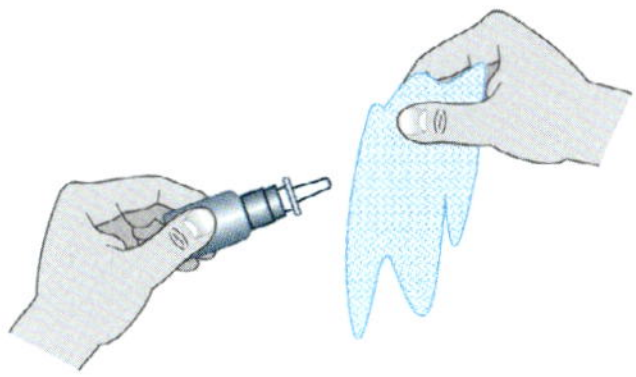

**Bitte beachten**

- Vor der ersten Anwendung: Dosiersprühpumpe einige Male außerhalb der Nase betätigen, um eventuell vorhandene Luft aus der Sprühpumpe zu entfernen.
- Quetschbare Sprayfläschchen bei der Anwendung immer kurz und kräftig (nicht zögerlich) zusammendrücken.
- Nasensprays sollten nur von einer einzigen Person verwendet werden, andernfalls können Krankheitskeime von einem Anwender auf den nächsten übertragen werden.
- Nasensprays sind nach dem ersten Öffnen nur begrenzt haltbar. Genaue Informationen zur Aufbrauchfrist sind der Packungsbeilage des Arzneimittels zu entnehmen.

**Tipps und Tricks**

- Es empfiehlt sich, das Anbruchdatum und möglichst auch das Aufbrauchdatum auf dem Nasenspray zu notieren.
- Um die Naseneingänge etwas zu erweitern, die Nasenspitze mit einem Finger vorsichtig anheben.

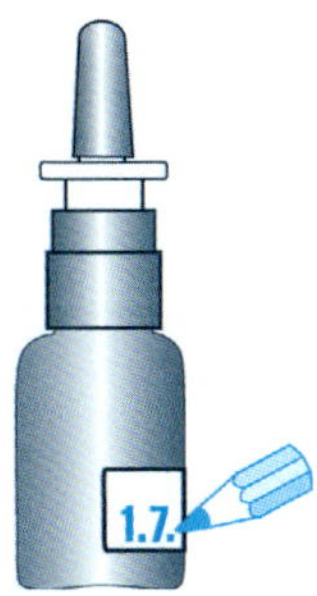

# Arzneiformen zur Anwendung am Ohr

Arzneiformen zur Anwendung am Ohr sind z. B. Ohrentropfen, die am äußeren Gehörgang wirken.

## Ohrentropfen

### Richtige Anwendung

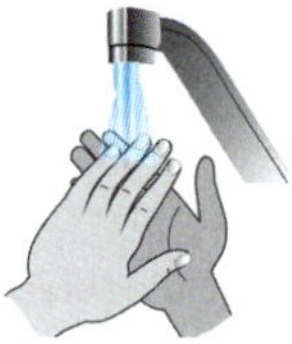

- Hände gründlich waschen und gut abtrocknen.
- Das Ohrentropfenfläschchen kurz mit den Händen anwärmen. Dadurch ist eine angenehmere und reizärmere Anwendung möglich.

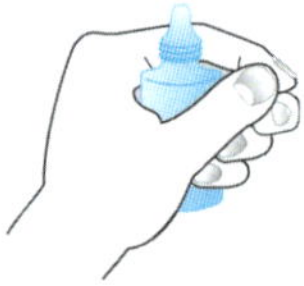

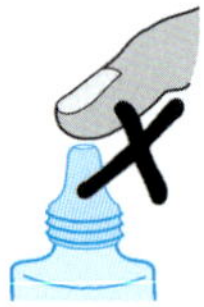

- Tropfflasche öffnen. Dabei darauf achten, dass die Tropferspitze nicht berührt wird.
- Seitlich hinlegen, den oberen Teil der Ohrmuschel vorsichtig nach hinten ziehen, um das Eintropfen zu erleichtern.
- Tropferspitze über das Ohr halten und Ohrentropfen in den Gehörgang eintropfen.
- Einige Minuten in dieser Position liegen bleiben, damit die Ohrentropfen gut einfließen können.

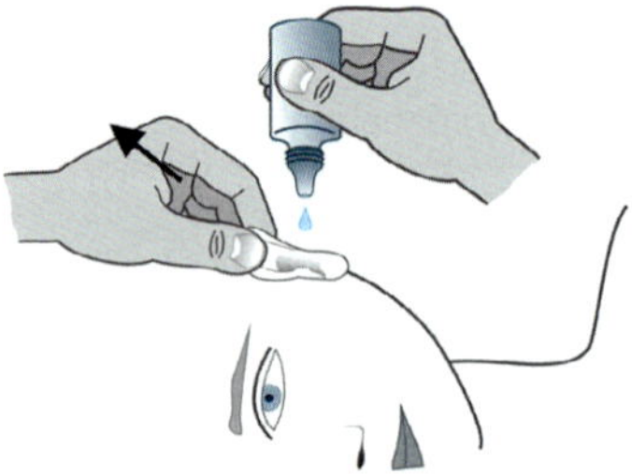

**Bitte beachten**

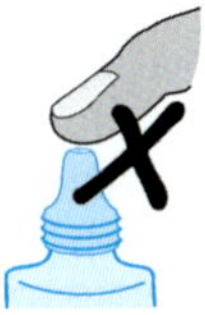

- Ohrentropfen nur bei intaktem Trommelfell anwenden.
- Um die Tropföffnung vor Verunreinigungen zu schützen, ist ein Kontakt mit der Haut, dem Ohr oder der Kleidung zu vermeiden.
- Ohrentropfen sind nach dem ersten Öffnen nur begrenzt haltbar. Genaue Informationen zur Aufbrauchfrist sind der Packungsbeilage des Arzneimittels zu entnehmen.

**Tipps und Tricks**

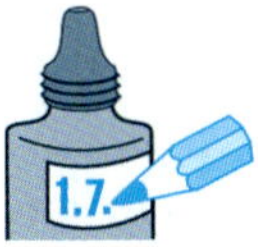


- Es empfiehlt sich, das Anbruchdatum und möglichst auch das Aufbrauchdatum auf den Ohrentropfen zu notieren.

# Anwendung von Arzneiformen zur subkutanen (s. c.) Injektion

Bei Arzneiformen zur subkutanen (s.c.) Injektion wird der Wirkstoff in das Unterhautgewebe gespritzt. Beispielhaft werden hier zwei Anwendungen vorgestellt: Der Gebrauch von Insulin-Pens sowie von Fertigspritzen.

Wichtiger Hinweis: Vor der selbständigen Durchführung einer subkutanen Injektion sollte immer eine persönliche Schulung (z. B. in einer Arztpraxis) und bei dauerhafter Anwendung eine regelmäßige Überprüfung der Injektionstechnik durch einen Arzt erfolgen.

## Insulin-Pen

### Richtige Anwendung

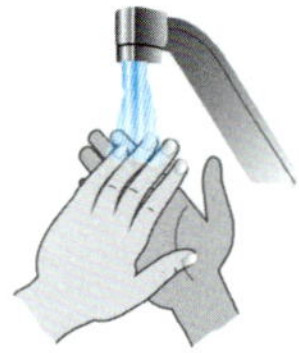

- Hände gründlich waschen und gut abtrocknen.

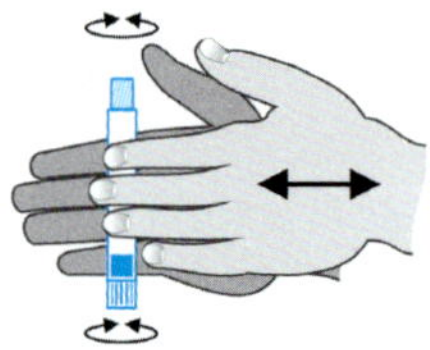

- Trübes Insulin vor der Anwendung 10 bis 20-mal kippen oder zwischen den Handflächen rollen bis es gleichmäßig milchig durchmischt ist. Nicht schütteln!
- Penkappe abziehen.
- Aufsetzen einer neuen Nadel und äußere und innere Nadelschutzkappe gerade abziehen. Die äußere Nadelschutzkappe aufbewahren, um mit ihr nach der Injektion die gebrauchte Nadel zu entfernen.

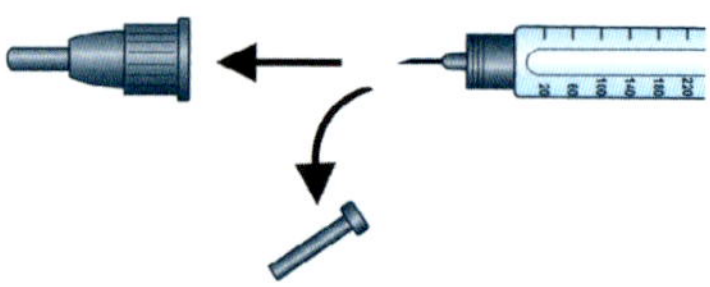

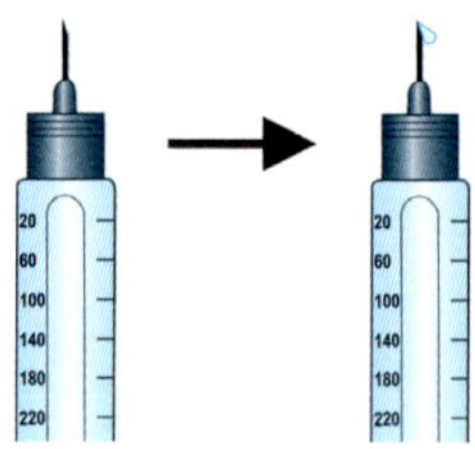


- Eventuell vorhandene Luft aus der Patrone entfernen, um eine Unterdosierung des Insulins zu vermeiden. Dafür den Pen mit der Nadel senkrecht nach oben halten, vorsichtig an die Patrone klopfen und 1 bis 2 Einheiten Insulin herausspritzen (solange wiederholen, bis Insulin austritt).
- Gewünschte Insulindosis einstellen.

- Mit 2 bis 3 Fingern (keinesfalls 5 Fingern) eine Hautfalte bilden und je nach Nadellänge senkrecht in einem 90° Winkel zur Körperachse (8 bis 10 mm Nadellänge) oder im 45° Winkel (10 bis 13 mm Nadellänge) einstechen. Bei ganz kurzen Nadeln (4 bis 6 mm Nadellänge) ist in der Regel keine Hautfalte erforderlich.

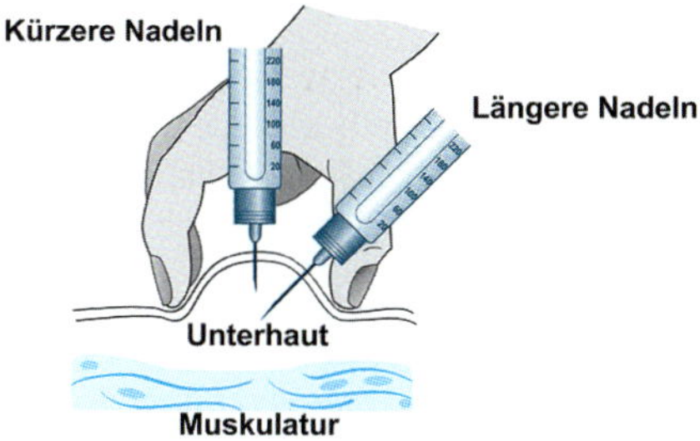


- Geeignete Spritzstellen sind Unterbauch, Oberschenkel oder Oberarme.

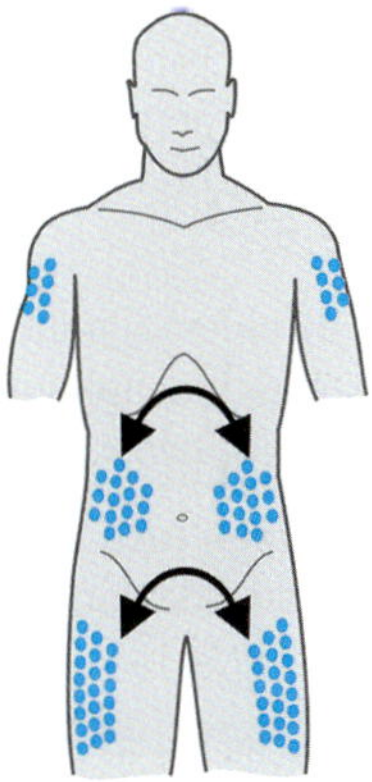

- Den Injektionsknopf des Pens sanft und gleichmäßig herunterdrücken.
- Nach der Injektion 5 bis 10 Sekunden warten, bevor die Nadel herausgezogen wird. Dadurch wird sichergestellt, dass die gesamte Dosis injiziert wird.

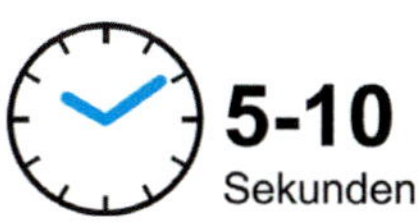


- Nadel herausziehen, äußere Nadelschutzkappe wieder aufsetzen und durch Drehen die Nadel vom Pen entfernen.
- Penkappe wieder aufsetzen.

**Bitte beachten**

- Vor der Anwendung die Injektionslösung auf Verfärbung oder Ausflockung prüfen. Bei manchen Insulin-Präparaten ist eine Trübung allerdings erwünscht. Bei welchen Arzneimitteln dies zutrifft, kann bei einem Arzt oder Apotheker erfragt werden.
- Für jede Injektion eine neue Nadel verwenden. Bei einer Mehrfachverwendung wird die Nadel stumpf. Dadurch wird die Haut stärker geschädigt und die Injektion wird schmerzhafter. Außerdem kann es zu Verunreinigung der Nadel kommen, was ein Infektionsrisiko in sich birgt.

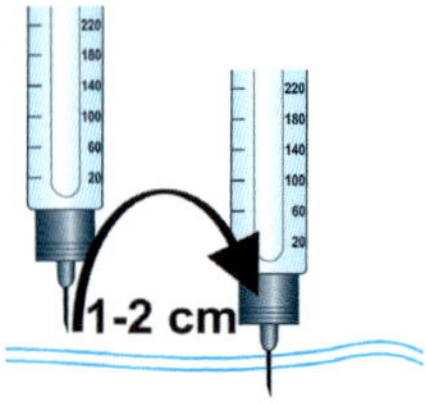


- Bei jeder Anwendung 1 bis 2 cm Mindestabstand zur letzten Einstichstelle halten. So werden Gewebeveränderungen verhindert, die zu einer veränderten Insulinaufnahme führen können.
- Insulinvorräte im Kühlschrank lagern (2 bis 8 °C). Nicht einfrieren!

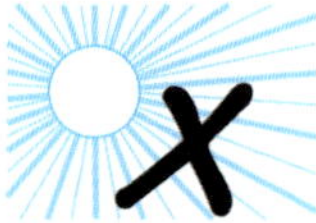

- Angebrochenes Insulin bei Raumtemperatur (nicht über 25 °C) und vor Licht und direkter Hitzeeinwirkung geschützt lagern.
- Lässt sich der Pen bei Einstellung einer zu hohen Dosis nicht zurückstellen, die eingestellte Insulinmenge verwerfen, indem der Pen einmal in der Luft ausgelöst wird.
- Den Pen lediglich mit einem feuchten Tuch abwischen. Er darf nicht durchnässt, gewaschen oder geölt werden, da er dadurch beschädigt werden kann.

**Tipps und Tricks**

- Umgreiftechnik: Nach dem Einstechen die Hautfalte loslassen und mit dieser Hand den Pen zur Stabilisierung möglichst weit unten festhalten.

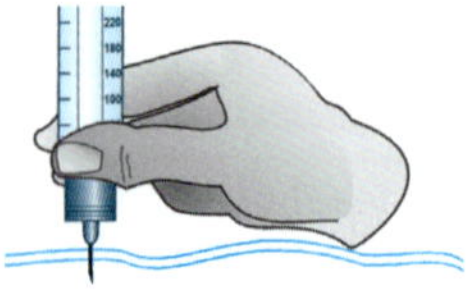

- Bei einem zu geringen Daumendruck zur Auslösung des Pens, können Pennadeln mit einem größeren Durchmesser (0,30 bis 0,33 mm) verwendet werden.

- Falls die Bedienung eines Pens aufgrund von eingeschränktem Sehvermögen oder eingeschränkter Motorik schwer fällt, kann z. B. ein InnoLet® Pen verwendet werden. Dieser sieht aus wie eine Eieruhr und ist speziell entwickelt, um die Bedienung für ältere Menschen zu erleichtern.

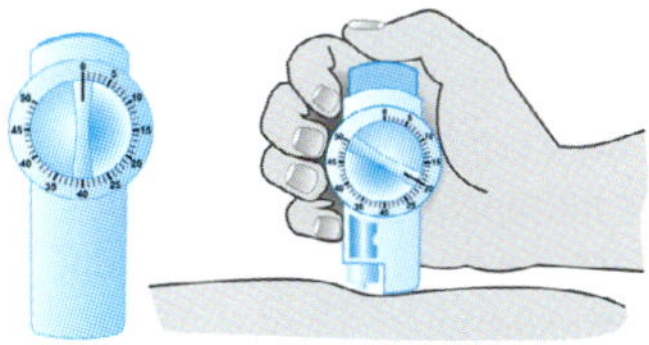

- Es gibt verschiedene Hilfsmittel, die es ermöglichen, ohne Verletzungsrisiko Nadeln abzuschrauben und zu entsorgen. Welches das passende Hilfsmittel für den jeweiligen Pen ist, kann bei einem Arzt oder Apotheker erfragt werden.

## Fertigspritzen

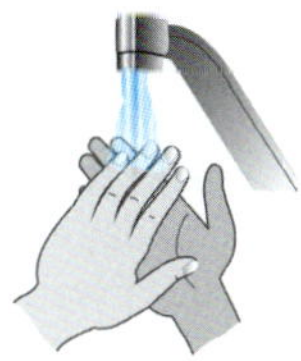

### Richtige Anwendung

- Hände gründlich waschen und gut abtrocknen.
- Fertigspritze durch Abziehen der Deckfolie aus der Verpackung nehmen.
- Haut an der Injektionsstelle desinfizieren und ca. 30 Sekunden warten.
- Nadelschutzkappe gerade abziehen.
- Mit 2 bis 3 Fingern (keinesfalls 5 Fingern) eine Hautfalte bilden und in diese senkrecht in einem 90° Winkel zur Körperachse einstechen. Geeignete Injektionsstellen sind z. B. die vordere seitliche Bauchwand (mindestens 5 cm vom Bauchnabel entfernt) oder die Außenseite des Oberschenkels.

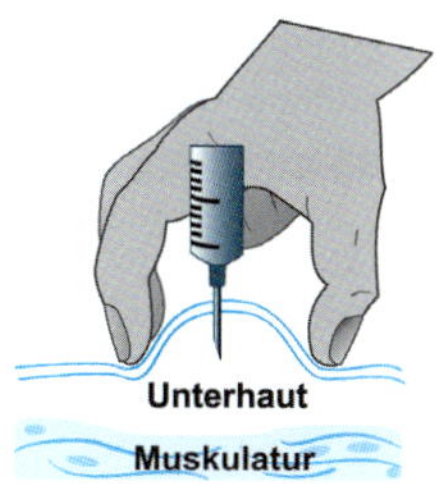


- Dosis langsam injizieren.
- Nach der Injektion 5 bis 10 Sekunden warten, bevor die Nadel herausgezogen wird. Dadurch wird sichergestellt, dass die gesamte Dosis injiziert wird.

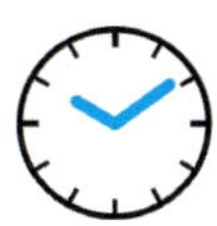

**Bitte beachten**

- Packungsbeilage für die spezielle Handhabung und Lagerung der Fertigspritze beachten, da sich diese je nach Arzneimittel unterscheiden kann.
- Vor der Anwendung die Injektionslösung auf Verfärbung oder Ausflockung prüfen.
- Bei jeder Anwendung 1 bis 2 cm Mindestabstand zur letzten Einstichstelle halten. So werden Gewebeveränderungen verhindert, die zu einer veränderten Wirkstoffaufnahme führen können.

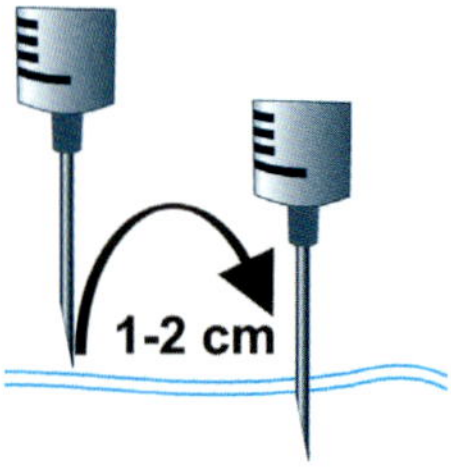


- Bei heparinhaltigen Fertigspritzen eventuell an der Kanüle haftende Lösungstropfen vor der Injektion vorsichtig abschütteln (nicht abwischen), sonst besteht das Risiko für einen Bluterguss oder eine allergische Reizung an der Einstichstelle.
- In der Regel werden enthaltene Luftblasen nicht entfernt, da diese zum vollständigen Entleeren der Fertigspritze dienen und das Ausfließen des injizierten Arzneimittels aus dem Stichkanal verhindern. Näheres sollte hierzu in der Packungsbeilage nachgelesen oder bei einem Arzt oder Apotheker erfragt werden.
- Soll nur eine Teilmenge verabreicht werden, muss bei manchen Arzneimitteln die überschüssige Flüssigkeitsmenge **vor** der Injektion abgespritzt werden, da sonst der Nadelstichschutz nicht ausgelöst wird. Wenn eine Luftblase zur vollständigen Injektion in der Fertigspritze verbleiben soll, Nadelspitze bei diesem Vorgang nach unten richten. Näheres sollte der Packungsbeilage des jeweiligen Arzneimittels entnommen oder mit einem Arzt oder Apotheker besprochen werden
- Die leere Spritze kann in der Regel in einem verschließbaren, bruchsicheren Behältnis über den normalen Hausmüll entsorgt werden. Genaue Informationen zur Entsorgung sind der Packungsbeilage des Arzneimittels zu entnehmen.

# Anwendung von Arzneiformen zur Inhalation

Arzneiformen zur Inhalation werden durch Einatmung aufgenommen und wirken lokal im Mund- und Rachenraum oder in der Lunge. Zu diesen Arzneiformen gehören z. B. Dosieraerosole, atemzuggesteuerte Dosieraerosole und Pulverinhalatoren.

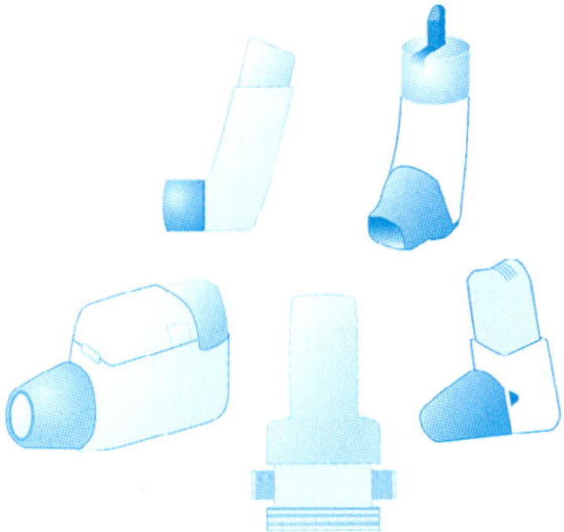

Da es unterschiedliche Inhalatoren gibt, werden hier nur allgemeine Hinweise gegeben. Für Besonderheiten und spezifische Hinweise zur Anwendung eines Inhalators ist immer die Packungsbeilage des Arzneimittels zu beachten.

**Wichtiger Hinweis:** Vor der selbständigen Anwendung eines Inhalators sollte immer eine persönliche Schulung (z. B. in einer Arztpraxis oder Apotheke) und bei dauerhafter Anwendung eine regelmäßige Überprüfung der Inhalationstechnik durch einen Arzt oder Apotheker erfolgen.

## Dosieraerosole

### Richtige Anwendung

- Schutzkappe entfernen und Inhalator kräftig schütteln, um die Lösung gleichmäßig zu durchmischen.

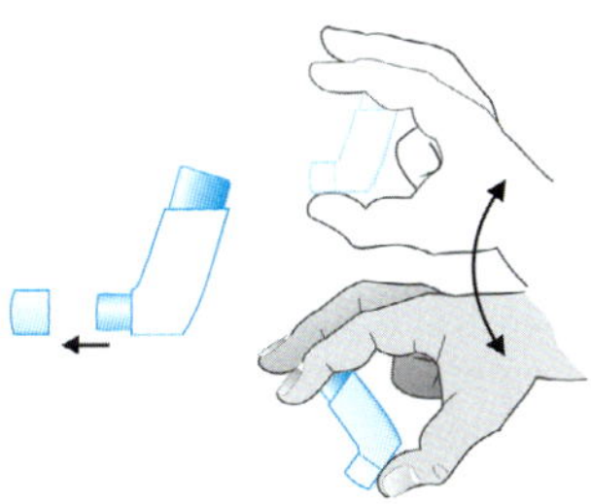

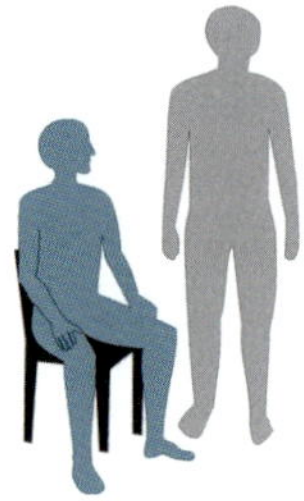

- Inhalator senkrecht mit dem Mundstück nach unten halten. Aufrechte Körperhaltung einnehmen (sitzen oder stehen). Kopf leicht in den Nacken legen.
- Tief ausatmen.
- Mundstück mit den Lippen dicht umschließen.
- Langsam und tief (mindestens 3 Sekunden) durch den Mund einatmen, zu Beginn der Einatmung oder unmittelbar danach den Inhalator durch Drücken auf den Wirkstoffbehälter auslösen und weiter tief einatmen.

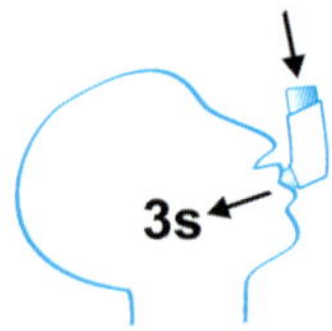


- Nach der Inhalation die Luft für 5 bis 10 Sekunden anhalten, damit sich der Wirkstoff am gewünschten Ort absetzen kann.

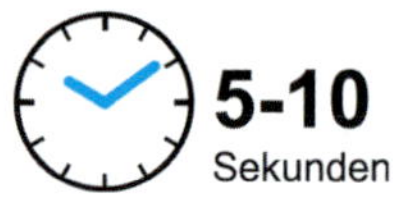


- Langsam über Nase oder Lippenbremse (das heißt blasend) ausatmen. Eine weitere Inhalation frühestens nach etwa 30 Sekunden durchführen.

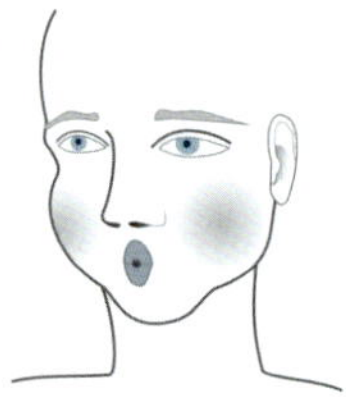

- Schutzkappe wieder aufsetzen, damit kein Schmutz oder Staub in das Mundstück gelangt.

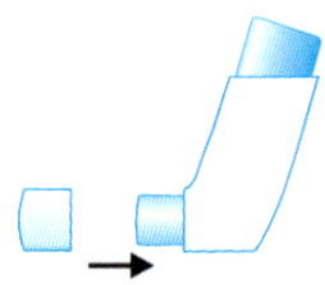

- Nach der Anwendung eines cortisonhaltigen Dosieraerosols Mund ausspülen, Zähne putzen oder etwas essen (z. B. ein Stückchen Brot), um mögliche unerwünschte Wirkungen im Mund- und Rachenraum zu vermeiden (z. B. Pilzbefall).

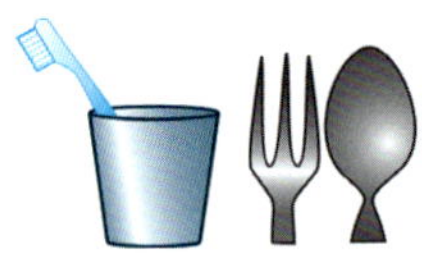

**Bitte beachten**

- Mundstück alle 1 bis 3 Tage mit warmem Wasser reinigen und trocknen lassen.

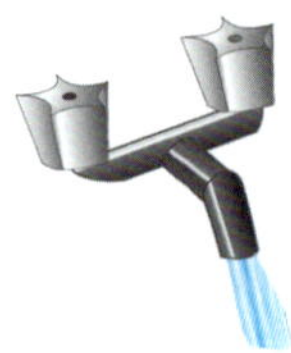

- Bei Erstgebrauch und nach längerem Nichtgebrauch Schutzkappe abnehmen und den Inhalator zunächst 2 bis 3-mal ohne Inhalation vom Körper abgewandt auslösen, um die Funktionsfähigkeit zu prüfen und einen optimalen Sprühstoß bei der Anwendung zu erhalten.

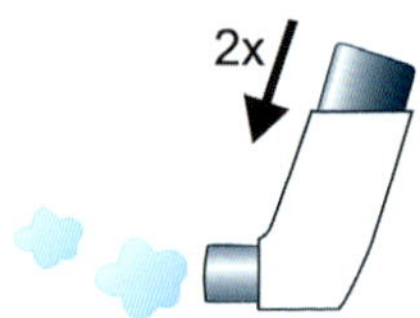

- Hohe Temperaturen (über 50 °C) und direkte Sonnenstrahlung (z. B. im Auto) vermeiden, um den Inhalator nicht zu beschädigen. Auch bei sehr tiefen Temperaturen (unter −10 °C, z. B. beim Skifahren) ist es möglich, dass die Funktion des Inhalators eingeschränkt ist.

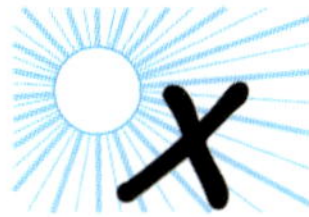

**Tipps und Tricks**

- Um die Auslösung des Inhalators zu erleichtern, kann das Dosieraerosol auch beidhändig bedient werden.
- Um das Auslösen des Inhalators nicht mit dem Einatmen koordinieren zu müssen, kann auf das Mundstück ein sogenannter Spacer aufgesetzt werden. Darüber hinaus mindert dieser den Kältereiz und verringert mögliche unerwünschte Wirkungen wie Pilzbefall im Mund- und Rachenraum.

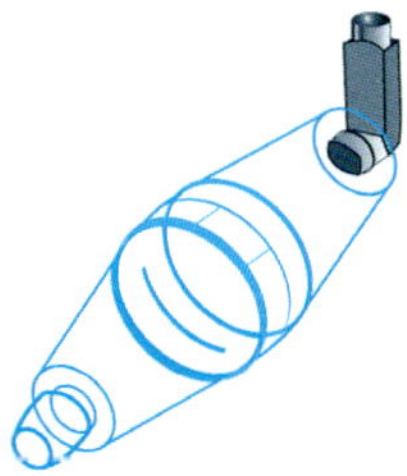

- Bei regelmäßig anzuwendenden Dosieraerosolen ohne Zählwerk empfiehlt es sich, das Datum der ersten Anwendung und das errechnete Enddatum auf der Packung zu notieren (z. B. Kartusche mit 200 Hüben reicht bei 2-mal täglicher Anwendung 100 Tage).
- Bei Dosieraerosolen, die nach Bedarf angewendet werden und die nicht über ein Zählwerk verfügen, empfiehlt es sich, das Datum der ersten Anwendung zu notieren und eine Strichliste oder Ähnliches über die bereits inhalierten Hübe zu führen.

## Atemzuggesteuerte Dosieraerosole

### Richtige Anwendung

- Schutzkappe entfernen und Inhalator mit dem Mundstück nach unten halten. Dabei Lufteinlassöffnung freilassen.
- Inhalator zur Anwendung laden. Nähere Hinweise enthält die Packungsbeilage.

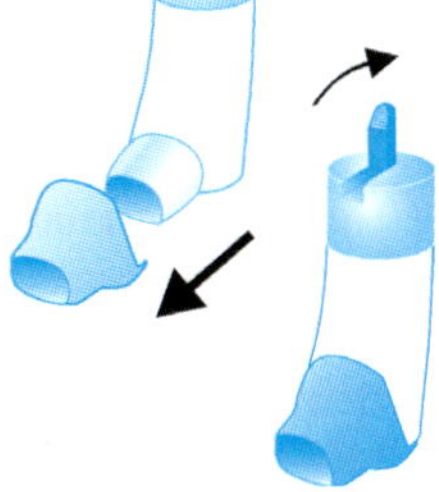

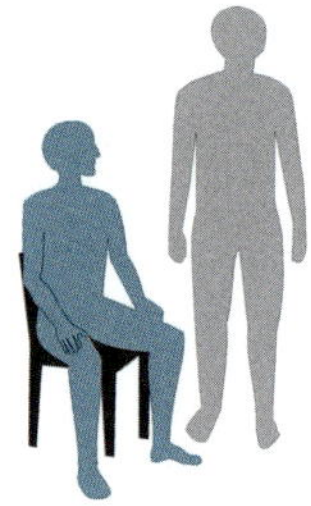

- Aufrechte Körperhaltung einnehmen (sitzen oder stehen).
- Tief ausatmen.
- Mundstück mit den Lippen dicht umschließen.
- Kräftig und tief (mindestens 3 Sekunden) durch den Mund einatmen. Der Sprühstoß wird dabei automatisch ausgelöst. Währenddessen weiter tief einatmen.

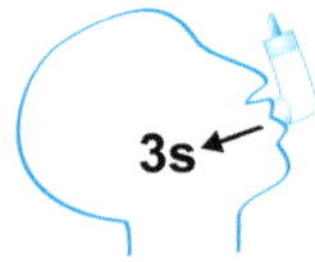


- Nach der Inhalation die Luft für 5 bis 10 Sekunden anhalten, damit sich der Wirkstoff am gewünschten Ort absetzen kann.

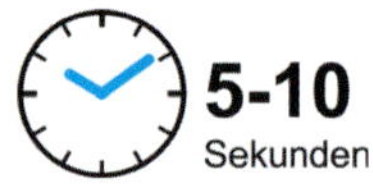


- Langsam über Nase oder Lippenbremse (das heißt blasend) ausatmen. Eine weitere Inhalation frühestens nach etwa 30 Sekunden durchführen.

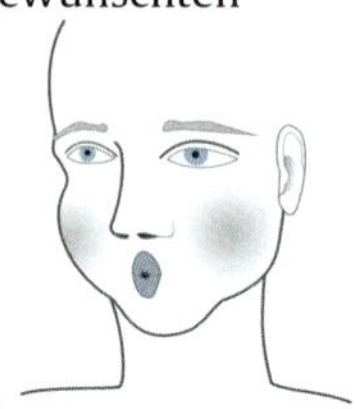

- Inhalator entspannen. Nähere Hinweise enthält die Packungsbeilage des Arzneimittels.

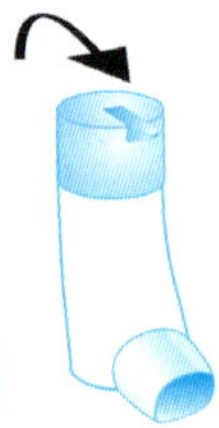

- Schutzkappe wieder aufsetzen, damit kein Schmutz oder Staub in das Mundstück gelangt.

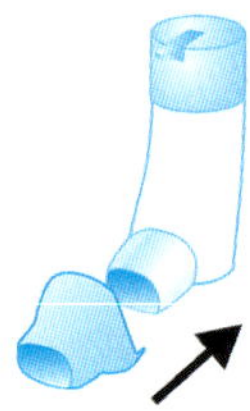

- Nach der Anwendung eines cortisonhaltigen atemzuggesteuerten Dosieraerosols Mund ausspülen, Zähne putzen oder etwas essen (z. B. ein Stückchen Brot), um mögliche unerwünschte Wirkungen im Mund- und Rachenraum zu vermeiden (z. B. Pilzbefall).

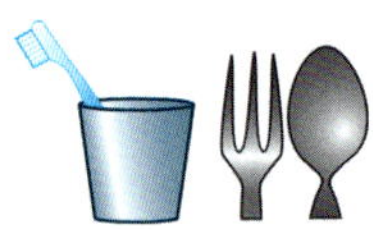

**Bitte beachten**

- Inhalator regelmäßig reinigen. Hierfür die Pflege- und Reinigungshinweise in der Packungsbeilage des Arzneimittels beachten.

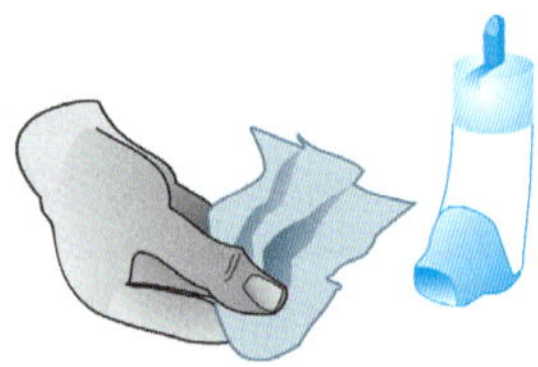

- Hohe Temperaturen (über 50°C) und direkte Sonnenstrahlung (z. B. im Auto) vermeiden, um den Inhalator nicht zu beschädigen. Auch bei sehr tiefen Temperaturen (unter −10°C, z. B. beim Skifahren) ist es möglich, dass die Funktion des Inhalators eingeschränkt ist.

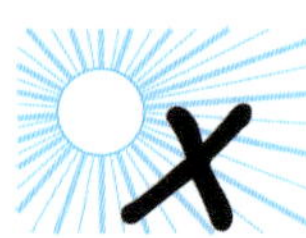

### Tipps und Tricks

- Falls die Kraft des Atemzugs nicht ausreicht, um den Inhalator auszulösen, kann dieser per Hand ausgelöst werden. Auch die Funktionsfähigkeit bei Erstanwendung oder nach längerer Nichtanwendung kann so überprüft werden. Nähere Informationen enthält die Packungsbeilage des Arzneimittels.

## Pulverinhalatoren

### Richtige Anwendung

- Inhalator zur Anwendung je nach Packungsbeilage vorbereiten und Schutzkappe entfernen.
- Aufrechte Körperhaltung einnehmen (sitzen oder stehen).

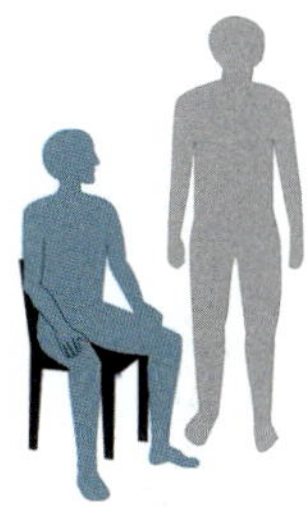

- Tief ausatmen.
- Mundstück mit den Lippen dicht umschließen.
- Kräftig und tief (mindestens 3 Sekunden) durch den Mund einatmen.
- Nach der Inhalation die Luft für 5 bis 10 Sekunden anhalten, damit sich der Wirkstoff am gewünschten Ort absetzen kann.

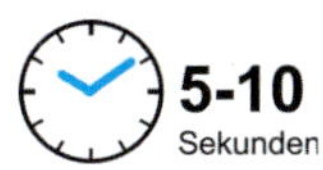


- Langsam über Nase oder Lippenbremse (das heißt blasend) ausatmen. Inhalationsvorgang gegebenenfalls wiederholen, bis die vollständige Pulverdosis inhaliert wurde.

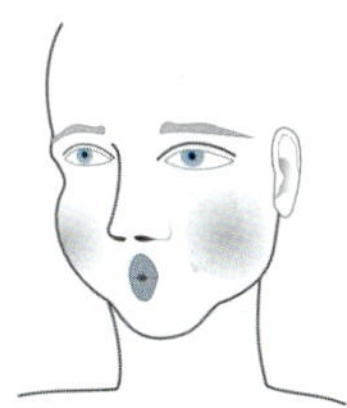

- Nach der Anwendung eines cortisonhaltigen Pulverinhalators Mund ausspülen, Zähne putzen oder etwas essen (z. B. ein Stückchen Brot), um mögliche unerwünschte Wirkungen im Mund- und Rachenraum zu vermeiden (z. B. Pilzbefall).

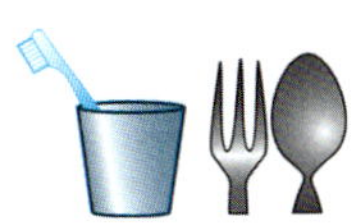

- Nach der Anwendung den Inhalator von eventuell verbliebenen Pulver- oder Speichelresten reinigen. Schutzkappe wieder aufsetzen, damit kein Schmutz oder Staub in das Mundstück gelangt.

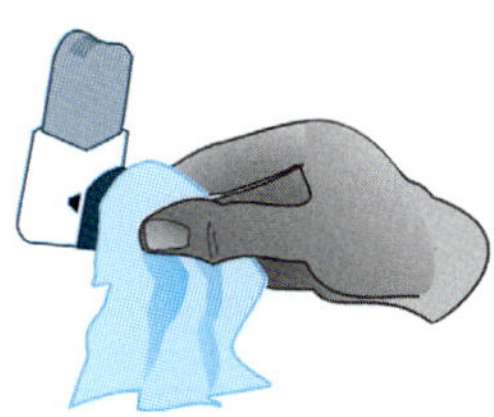

**Bitte beachten**

- Inhalator regelmäßig reinigen. Hierfür die Pflege- und Reinigungshinweise in der Packungsbeilage des Arzneimittels beachten.
- Niemals in das Mundstück ausatmen, da sonst Feuchtigkeit in den Inhalator gelangt und das Pulver verkleben kann.

**Tipps und Tricks**

- Je nach Inhalator kann die Inhalation durch ein akustisches, sensorisches oder optisches Signal kontrolliert werden. Nähere Informationen enthält die Packungsbeilage des Arzneimittels.

# Wirkstoffhaltige Pflaster (Transdermale Therapeutische Systeme)

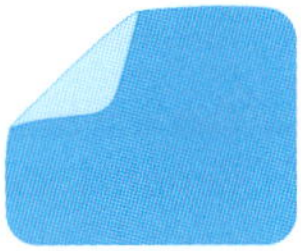

Ein wirkstoffhaltiges Pflaster ist eine Arzneiform, die auf die Haut aufgeklebt wird mit dem Ziel, dass der Wirkstoff über die Haut in das Blut und somit in den gesamten Körper aufgenommen wird.

## Richtige Anwendung

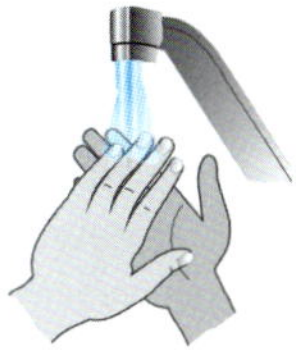

- Gegebenenfalls das alte wirkstoffhaltige Pflaster entfernen.
- Hände gründlich waschen und gut abtrocknen.
- Möglichst unbehaarte oder von Haaren befreite (mit Schere, nicht rasieren), unverletzte Haut ohne Hautreizungen auswählen. Je nach Wirkstoff sind hierfür verschiedene Hautstellen (z.B. Oberkörper, Oberarme, Rücken) besonders geeignet. Welche dies im individuellen Fall sind, können der Packungsbeilage des Arzneimittels entnommen oder mit einem Arzt oder Apotheker besprochen werden.
- Hautstelle mit Wasser reinigen und gut abtrocknen. Dabei keine Reinigungsmittel, Cremes, Öle, Lotionen oder Puder verwenden, da sonst die Wirkstoffaufnahme über die Haut verändert werden kann.
- Das wirkstoffhaltige Pflaster aus der Verpackung nehmen. Nach Abziehen der Schutzfolie die Klebefläche nicht berühren.
- Das wirkstoffhaltige Pflaster auf eine geeignete Hautstelle kleben und für mindestens 30 Sekunden mit leichtem Druck mit der flachen Hand andrücken.
- Hände gründlich waschen.

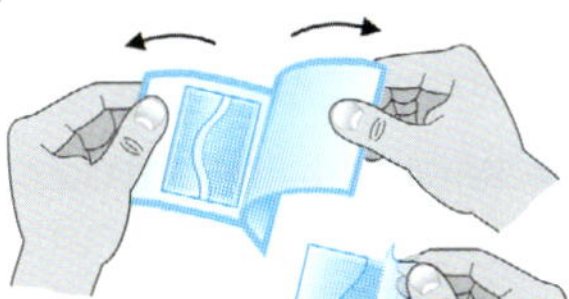

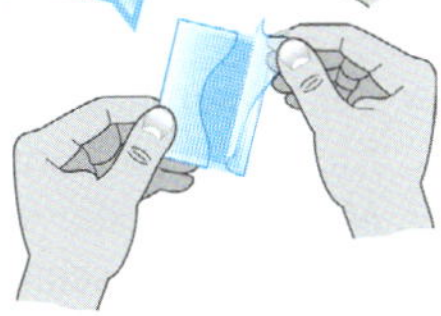

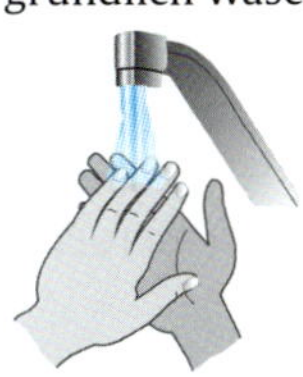

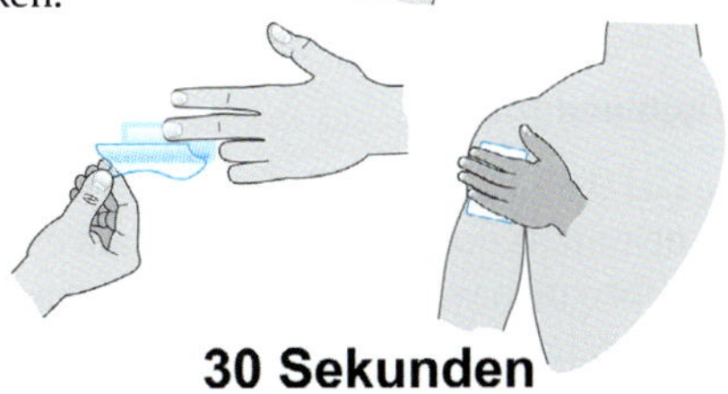

**Bitte beachten**

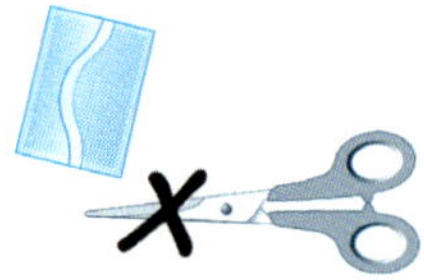

- Wirkstoffhaltige Pflaster nicht zerschneiden.
- Wirkstoffhaltige Pflaster immer direkt nach der Entnahme aus der Packung aufkleben.

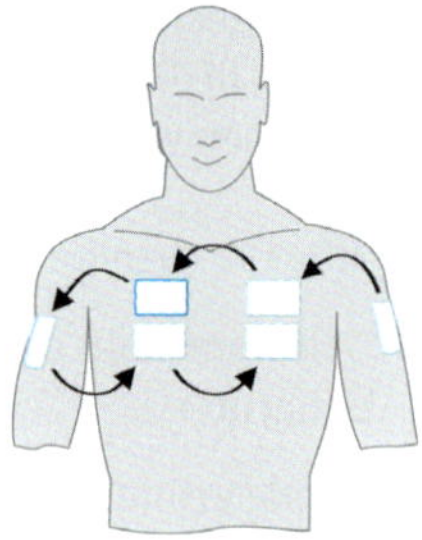

- Geeignete Hautstelle bei jeder Anwendung wechseln. Bereits verwendete Hautstellen sollten frühestens nach 7 Tagen wieder verwendet werden.
- Es sollten niemals mehrere wirkstoffhaltige Pflaster gleichzeitig aufgeklebt werden, es sei denn, dies wurde ausdrücklich vom Arzt empfohlen.

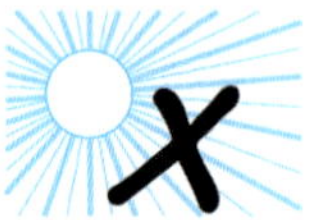

- Intensive Sonnenbestrahlung und Wärmequellen wie Wärmewickel, elektrische Heizdecken, Wärmelampen, Wärmflaschen, Sauna oder warme Bäder sollten vermieden werden, da sonst die Wirkstoffaufnahme verändert sein könnte. Ob Schwimmen oder Duschen (falls ja, nicht zu heiß) möglich ist, sollte der Packungsbeilage des Arzneimittels entnommen oder mit einem Arzt oder Apotheker abgeklärt werden.
- Je nach Wirkstoff muss das wirkstoffhaltige Pflaster täglich oder erst nach einigen Tagen gewechselt werden. Die richtige Anwendungsdauer sollte mit einem Arzt oder Apotheker besprochen werden.
- Wenn das wirkstoffhaltige Pflaster während der Anwendung versehentlich entfernt wird oder nicht mehr klebt, sollte das weitere Vorgehen mit einem Arzt oder Apotheker besprochen werden.
- Wirkstoffhaltige Pflaster getrennt von „normalen“ Heftpflastern aufbewahren, um Verwechslungen zu vermeiden.

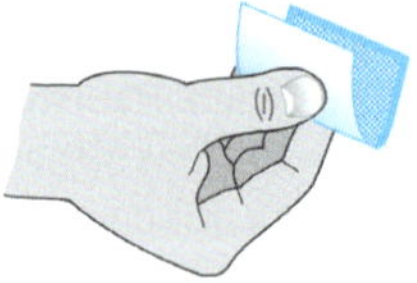

- Zur Entsorgung wird das gebrauchte Pflaster mit der Klebeseite nach innen zusammengeklebt, damit ein Missbrauch oder versehentlicher Kontakt (z. B. durch Kinder) ausgeschlossen wird.

**Tipps und Tricks**

- Das Datum für den Wechsel des Pflasters kann auf der Verpackung des Arzneimittels notiert werden oder auf einem „normalen“ Heftpflaster, welches neben dem wirkstoffhaltigen Pflaster auf die Haut geklebt werden kann.

# Arzneiformen zur vaginalen Anwendung

Arzneiformen zur vaginalen Anwendung sind z. B. Vaginaltabletten, Vaginalzäpfchen sowie Cremes, Salben und Gele, die in die Scheide eingeführt werden.

## Vaginaltabletten

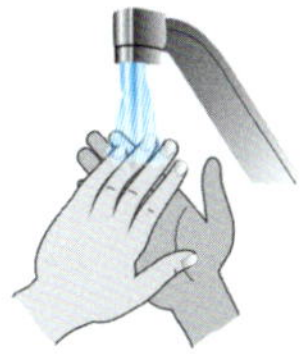

### Richtige Anwendung

- Hände gründlich waschen und gut abtrocknen.
- Die Vaginaltablette vorsichtig aus der Blisterverpackung entnehmen.
- Die Vaginaltablette in Rückenlage bei leicht angezogenen Beinen möglichst tief in die Scheide einführen.
- Es empfiehlt sich, für einige Minuten in liegender Position zu verbleiben.
- Hände gründlich waschen.

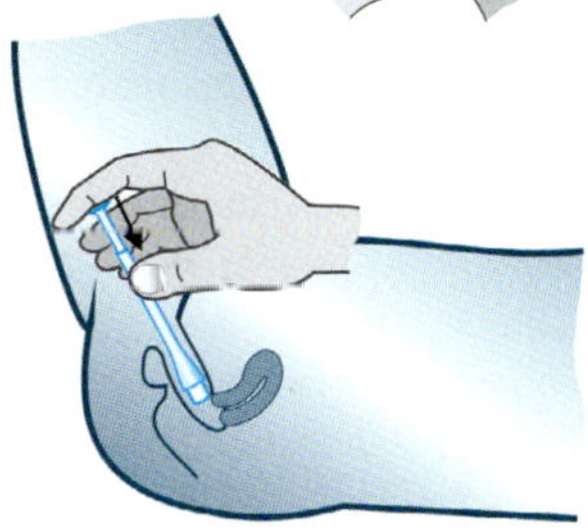

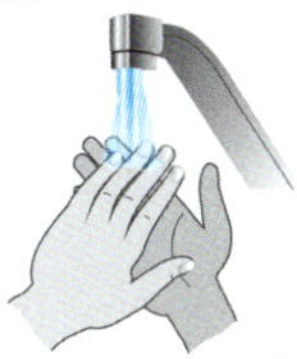

**Bitte beachten**

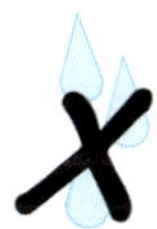

- Vaginaltablette vor Feuchtigkeit schützen. Deshalb die Vaginaltablette erst unmittelbar vor Gebrauch aus der Folienverpackung entnehmen.
- Vaginaltabletten am besten abends vor dem Schlafengehen anwenden.
- Es ist empfehlenswert, während des Behandlungszeitraums eine Slipeinlage zu tragen. Tampons eignen sich nicht als Wäscheschutz, da sie vor allem den gelösten Wirkstoff aus der Scheide aufnehmen und so die Wirkung des Arzneimittels verringern können.
- Bei gleichzeitiger Anwendung von Vaginaltabletten und Latexprodukten (z. B. Kondome, Diaphragmen) kann es wegen der enthaltenen Hilfsstoffe zur Verminderung der Funktionsfähigkeit und damit zur Beeinträchtigung der Sicherheit dieser Produkte kommen. Ob dies im individuellen Fall zutrifft, kann der Packungsbeilage des Arzneimittels entnommen oder mit einem Arzt oder Apotheker abgeklärt werden.

### Tipps und Tricks

- Für das Einführen einer Vaginaltablette können Einmalgebrauch-Fingerlinge verwendet werden.
- Alternativ können auch Einführhilfen, sogenannte Applikatoren, zum erleichterten Einführen verwendet werden. Während einer Schwangerschaft dürfen Applikatoren allerdings nur nach Rücksprache mit dem behandelnden Arzt verwendet werden.

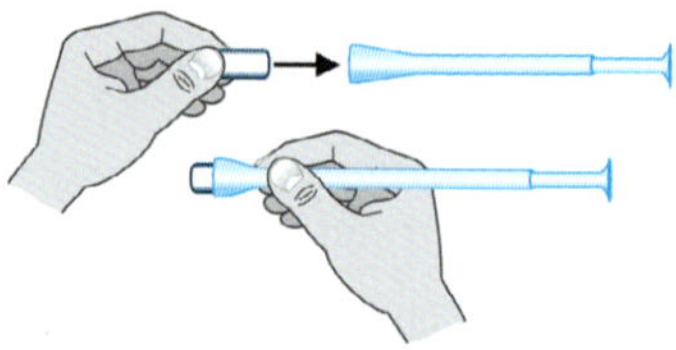

- Soll ein Applikator mehrfach verwendet werden, ist dieser nach jeder Anwendung zu zerlegen und mit warmem, aber nicht kochendem, Wasser zu reinigen. Danach trocknen lassen.

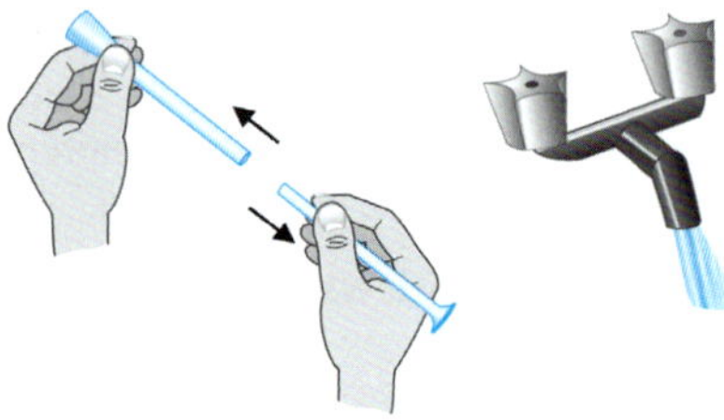

## Vaginalzäpfchen (Ovula)

### Richtige Anwendung

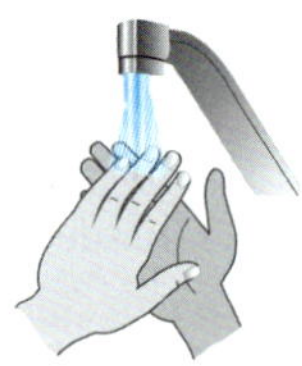

- Hände gründlich waschen und gut abtrocknen.
- Durch vorsichtiges Abziehen der Verpackungsfolie das Zäpfchen aus der Verpackung entnehmen.

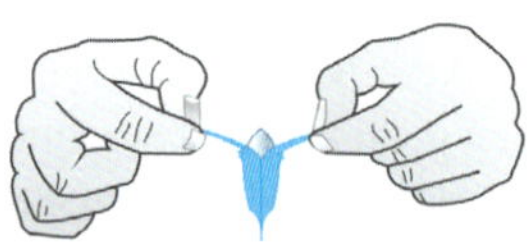

- Das Vaginalzäpfchen in Rückenlage bei leicht angezogenen Beinen möglichst tief in die Scheide einführen.
- Es empfiehlt sich, für einige Minuten in liegender Position zu verbleiben.
- Hände gründlich waschen.

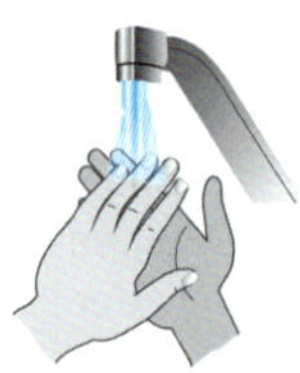

### Bitte beachten

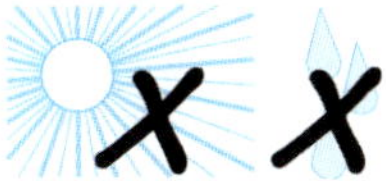

- Vaginalzäpfchen trocken und bei Raumtemperatur (nicht über 25 °C) lagern.
- Vaginalzäpfchen niemals aus der Verpackung herausdrücken. Bei Schwierigkeiten kann die Folie am besten mit einer kleinen, spitzen Schere aufgeschnitten werden.
- Vaginalzäpfchen am besten abends vor dem Schlafengehen anwenden.
- Es ist empfehlenswert, während des Behandlungszeitraums eine Slipeinlage zu tragen. Tampons eignen sich nicht als Wäscheschutz, da sie vor allem den gelösten Wirkstoff aus der Scheide aufnehmen und so die Wirkung des Arzneimittels verringern können.
- Bei gleichzeitiger Anwendung von Vaginalzäpfchen und Latexprodukten (z. B. Kondome, Diaphragmen) kann es wegen der enthaltenen Hilfsstoffe zur Verminderung der Funktionsfähigkeit und damit zur Beeinträchtigung der Sicherheit dieser Produkte kommen. Ob dies im individuellen Fall zutrifft, kann der Packungsbeilage des Arzneimittels entnommen oder mit einem Arzt oder Apotheker abgeklärt werden.
- Bei Vaginalzäpfchen, die der Verhütung dienen, ist eine Mindestwartezeit von 10 bis 15 Minuten bis zum Geschlechtsverkehr einzuhalten. Genauere Informationen enthält die Packungsbeilage des Arzneimittels.

### Tipps und Tricks

- Für das Einführen eines Vaginalzäpfchens können Einmalgebrauch-Fingerlinge verwendet werden.

## Cremes, Salben und Gele zur vaginalen Anwendung

### Richtige Anwendung

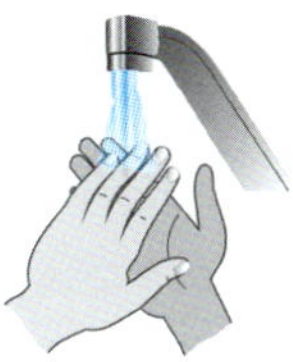

- Hände gründlich waschen und gut abtrocknen.
- Bei ausschließlich äußerlicher Anwendung (Behandlung der Schamlippen und angrenzender Bereiche) wird das Produkt dünn aufgetragen und eingerieben.

- Soll das Arzneimittel in der Scheide angewendet werden, wird eine Einführhilfe, ein sogenannter Applikator, verwendet.
- Zum Füllen des Applikators Tube öffnen, den Applikator auf die Tube aufsetzen oder aufschrauben, fest angedrückt halten und durch vorsichtiges Drücken der Tube den Applikator füllen.

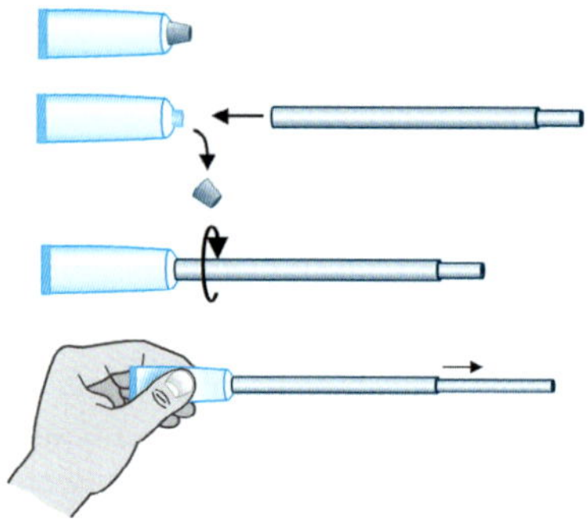

- Den Applikator von der Tube abnehmen und in Rückenlage bei leicht angezogenen Beinen möglichst tief in die Scheide einführen und durch Druck auf den Kolben entleeren.

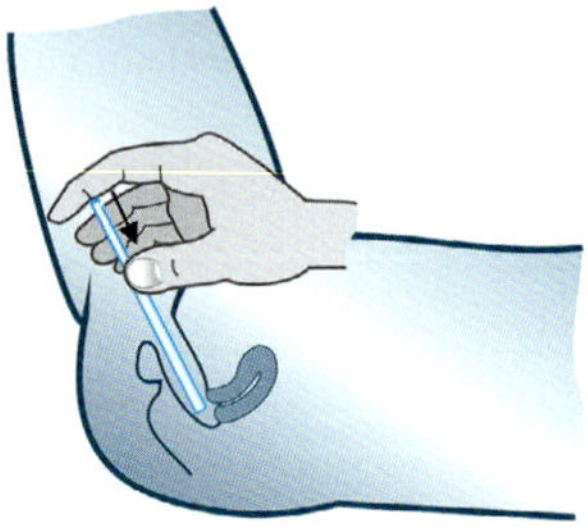

- Es empfiehlt sich, für einige Minuten in liegender Position zu verbleiben.
- Hände gründlich waschen.

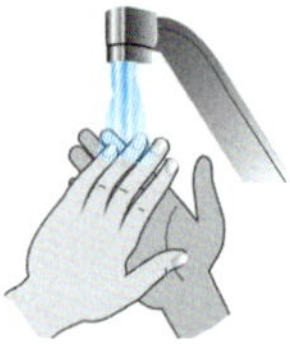

**Bitte beachten**

- Cremes, Salben und Gele zur vaginalen Anwendung sollten abends vor dem Schlafengehen, am besten in Rückenlage, angewendet werden.
- Es ist empfehlenswert, während des Behandlungszeitraums eine Slipeinlage zu tragen. Tampons eignen sich nicht als Wäscheschutz, da sie vor allem den gelösten Wirkstoff aus der Scheide aufnehmen und so die Wirkung des Arzneimittels verringern können.
- Bei gleichzeitiger vaginaler Anwendung von Cremes, Salben oder Gelen und Latexprodukten (z. B. Kondome, Diaphragmen) kann es wegen der enthaltenen Hilfsstoffe zur Verminderung der Funktionsfähigkeit und damit zur Beeinträchtigung der Sicherheit dieser Produkte kommen. Ob dies im individuellen Fall zutrifft, kann der Packungsbeilage des Arzneimittels entnommen oder mit einem Arzt oder Apotheker abgeklärt werden.
- Während einer Schwangerschaft sollte die Behandlung durch einen Arzt erfolgen oder mit Vaginaltabletten ohne Applikator durchgeführt werden.
- Soll ein Applikator mehrfach verwendet werden, ist diese nach jeder Anwendung zu zerlegen und mit warmem, aber nicht kochendem, Wasser zu reinigen. Danach trocknen lassen.

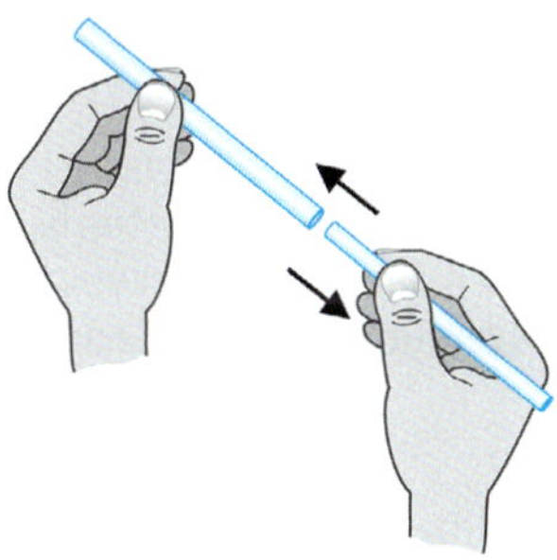

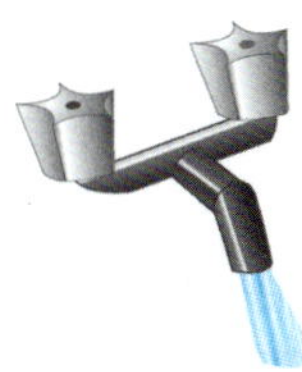

# Arzneiformen zur rektalen Anwendung

Arzneiformen zur rektalen Anwendung sind z. B. Zäpfchen, Klysmen oder Cremes, Salben und Gele, die in den Enddarm eingeführt werden. Diese Arzneiformen haben den Vorteil, dass sie direkt über den Körperkreislauf wirken und der Magen somit nicht belastet wird. Vereinzelt ist auch eine örtliche Wirkung im Darm erwünscht.

## Zäpfchen (Suppositorien)

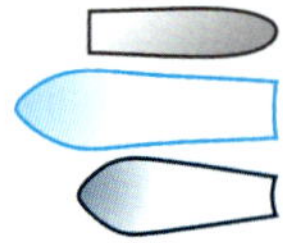

### Richtige Anwendung

- Idealerweise erfolgt die Anwendung des Zäpfchens nach dem Stuhlgang.
- Hände gründlich waschen und gut abtrocknen.
- Durch vorsichtiges Abziehen der Verpackungsfolie das Zäpfchen aus der Verpackung nehmen.

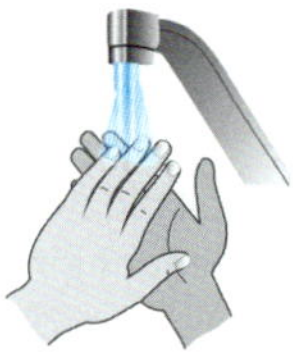

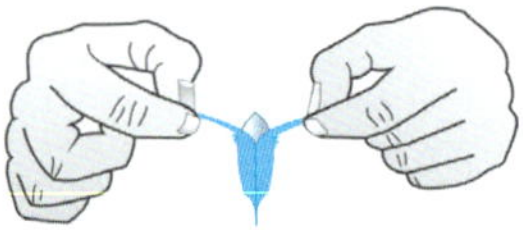

- Das Zäpfchen mit der stumpfen Seite voran tief in den Analkanal einführen. So gleitet das Zäpfchen seltener aus dem Enddarm und ein Nachschieben mit dem Finger ist nicht erforderlich. Zäpfchen mit lokaler Wirkung (z. B. bei Hämorrhoiden) werden nur so weit eingeführt, dass man sie mit der Fingerkuppe noch tasten kann.

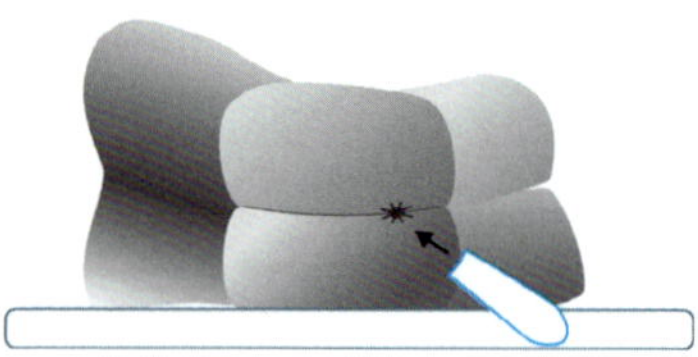

- Hände gründlich waschen.

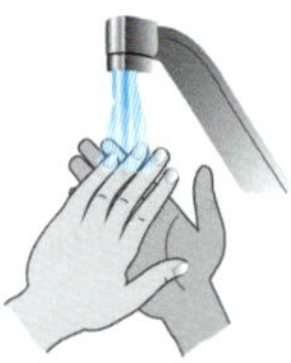

**Bitte beachten**

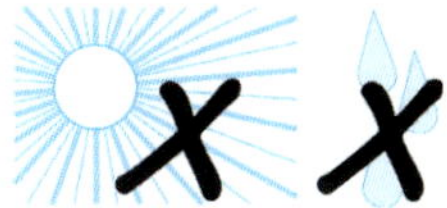

- Zäpfchen trocken und bei Raumtemperatur (nicht über 25° C) lagern. Wenn ein Zäpfchen geschmolzen ist, darf es nicht mehr angewendet werden, denn es besteht das Risiko, dass sich der Wirkstoff selbst oder die Wirkstoffverteilung im Zäpfchen verändert hat.
- Zäpfchen niemals aus der Verpackung herausdrücken. Bei Entnahmeschwierigkeiten kann die Folie am besten mit einer kleinen, spitzen Schere aufgeschnitten werden.
- Keine Cremes, Salben oder Öle als Hilfsmittel zum leichteren Einführen verwenden, da dies die Wirkung des Zäpfchens verändern kann.

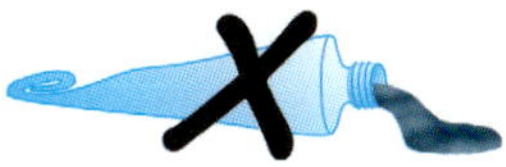

- Zur Anwendung von Zäpfchen bei Kindern kann das Kind seitlich hingelegt und die Beine sanft in Richtung Brust gedrückt werden. Nach dem Einführen des Zäpfchens sollten beide Gesäßhälften für einen Moment zusammengedrückt werden.

**Tipps und Tricks**

- Um das Einführen zu erleichtern, das Zäpfchen vor dem Auspacken mit den Handflächen anwärmen oder kurz in warmes Wasser tauchen.

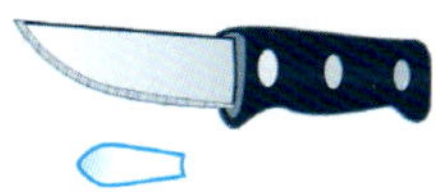

- Soll die Dosierung eines Zäpfchens halbiert werden, kann das Zäpfchen der Länge nach mit einem sauberen, angewärmten Messer geteilt werden. Hierzu sind die Angaben der jeweiligen Packungsbeilage zu beachten.

## Mikroklysmen (Miniklistiere, Rektiolen)

Mikroklysmen sind Einmaltuben zur rektalen Anwendung, welche 2 bis 5 ml wässrige oder ölige Lösung enthalten.

### Richtige Anwendung

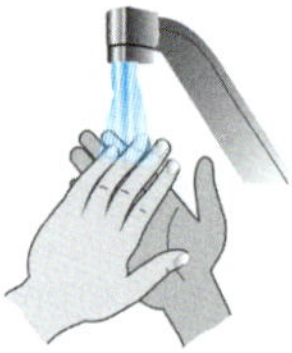

- Wenn das Arzneimittel nicht selbst als Abführmittel dient, erfolgt die Anwendung des Mikroklysmas idealerweise nach dem Stuhlgang.
- Hände gründlich waschen und gut abtrocknen.
- Sollte die Einführhilfe (Applikator) am Ende verschweißt sein, muss diese vor der Anwendung geöffnet und gegebenenfalls mit dem Dorn aus der Verschlusskappe durchstoßen werden.

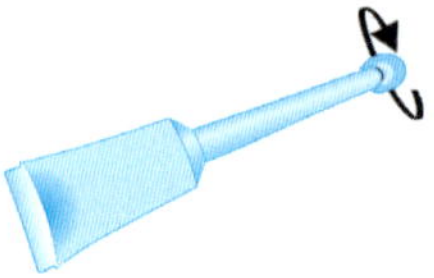

- Die Rektalkanüle mit der ganzen Länge in den Analkanal einführen (bei Kleinkindern nur bis zur Hälfte).
- Den Inhalt durch Zusammendrücken der Tube in den Darm entleeren.
- Nach dem Entleeren den Applikator bei zusammengedrückter Tube aus dem Analkanal herausziehen, damit kein Arzneimittel in das Behältnis zurückgesogen wird.
- In der Regel wird der Inhalt eines Mikroklymas vollständig verabreicht.
- Hände gründlich waschen.

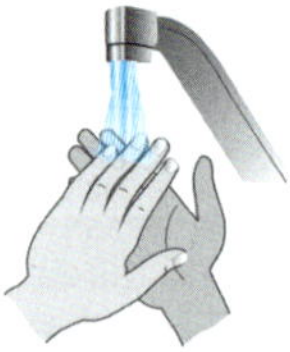

**Bitte beachten**

- Zum leichteren Einführen den Applikator befeuchten oder mit einer neutralen Salbe, z. B. Vaseline, leicht einfetten.
- Wenn nach der Anwendung ein Stuhldrang auftritt, sollte diesem möglichst nicht sofort nachgegeben werden.
- Bei Säuglingen und Kleinkindern sollten die Gesäßbacken nach Verabreichung einige Zeit zusammengedrückt werden, um ein Herauslaufen des Arzneimittels zu vermeiden.

## Makroklysmen (Einläufe)

Makroklysmen fassen ca. 50 bis 200 ml Inhalt und können als Lösung oder Suspension verabreicht werden.

### Richtige Anwendung

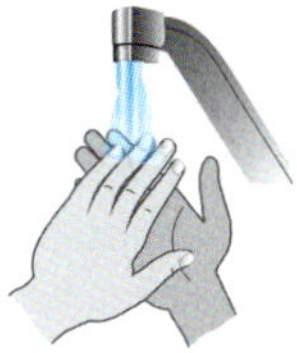

- Wenn das Arzneimittel nicht selbst als Abführmittel dient, erfolgt die Anwendung des Makroklysmas idealerweise nach dem Stuhlgang.
- Hände gründlich waschen und gut abtrocknen.
- Während und nach der Behandlung empfiehlt es sich, mit angezogenen Beinen auf der Seite zu liegen.
- Die Schutzkappe vom Klysma entfernen.
- Den Applikatorschlauch (Einführhilfe) unter konstantem Druck in den Analkanal einführen.

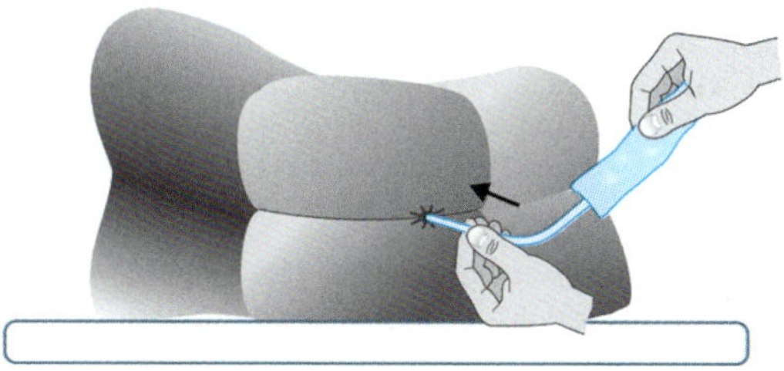

- Den Inhalt des Klysmas langsam und gleichmäßig aus dem Gefäß herausdrücken, um einen frühzeitigen Stuhlgang zu vermeiden.

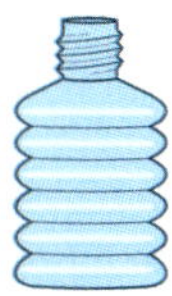

- Quetschflaschen und Balgflaschen (Flaschen in Ziehharmonikaform) ohne Ventil müssen zusammengedrückt aus dem Analkanal herausgezogen werden, damit kein Arzneimittel in die Flasche zurückgesogen wird.
- Hände gründlich waschen.

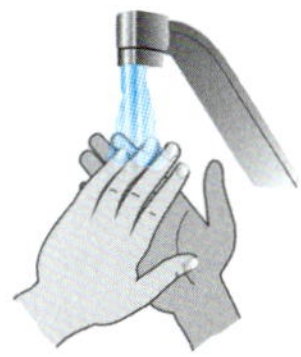

**Bitte beachten**

- Makroklysmen vor dem Einführen auf Körpertemperatur anwärmen, um eine unnötige Reizung der Darmschleimhaut zu vermeiden.
- Bei Verabreichung einer Suspension diese vor dem Einführen kräftig durchmischen, indem z. B. eine Flasche geschüttelt oder ein Beutel durchgeknetet wird.
- Zum leichteren Einführen den Applikatorschlauch (Einführhilfe) befeuchten oder mit einer neutralen Salbe, z. B. Vaseline, leicht einfetten. Bei einigen Arzneimitteln ist dies bereits von Seiten des Herstellers geschehen, sodass das Klysma gebrauchsfertig ist. Nähere Informationen sind der Packungsbeilage zu entnehmen.
- In jeder Verpackungsvariante bleibt nach dem Entleeren ein kleiner Rest Flüssigkeit zurück. Diese Restmenge ist jedoch nicht entscheidend für die Therapie oder vorab beim Befüllen hinzugefügt worden, sodass diese Restmenge verworfen werden kann.
- Soll das Arzneimittel direkt im Dickdarm wirken, sollte es nach einer Stuhlentleerung angewendet werden, vor allem, wenn weniger als 100 ml verabreicht werden.

**Tipps und Tricks**

- Klistierspritze: Mit Hilfe dieser birnenförmigen Spritze mit aufgesteckter Rektalkanüle lassen sich Flüssigkeitsmengen zwischen ca. 80 und 320 ml applizieren.

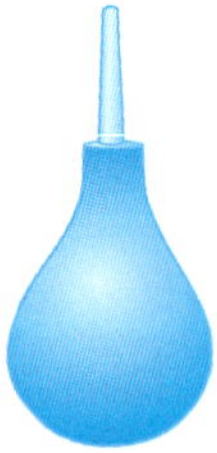

## Cremes, Salben und Gele zur rektalen Anwendung

Man unterscheidet zwischen Produkten mit Applikator (Einführhilfe zum Einbringen in den Analkanal) und ohne Applikator (bei Anwendung auf der äußerlichen Haut am Anus).

### Richtige Anwendung

- Idealerweise erfolgt die Anwendung des Arzneimittels nach dem Stuhlgang.
- Hände gründlich waschen und gut abtrocknen.

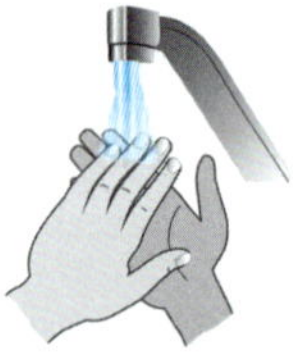

- Die Tube durch Abdrehen des Deckels öffnen und den Applikator aufschrauben.
- Durch sanften Druck auf die Tube tritt eine kleine Menge Creme, Salbe oder Gel aus dem Applikator aus, die an der Applikatoröffnung verteilt werden kann und somit das Einführen erleichtern soll.

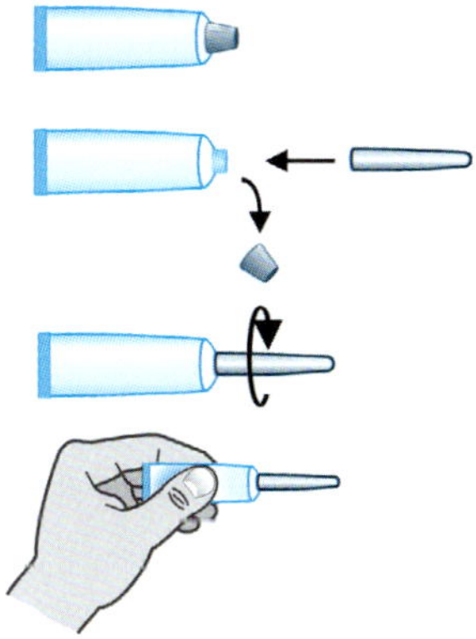

- Applikatoren können eine oder mehrere seitliche sowie eine an der Spitze angebrachte Öffnung aufweisen.
- Bei seitlicher Öffnung: nach dem vollständigen Einführen des Applikators die Tube entleeren bzw. die entsprechende Menge des Arzneimittels herausdrücken und durch vorsichtiges Drehen der Tube das Arzneimittel im Analkanal verteilen.
- Bei Öffnung an der Spitze: den Applikator einführen und erst beim Herausziehen die gewünschte Menge des Arzneimittels herausdrücken. Somit wird das Arzneimittel über die gesamte Länge des Analkanals verteilt.
- Hände gründlich waschen.

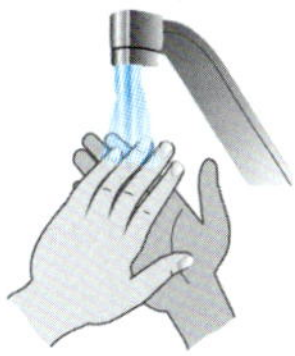

**Bitte beachten**

- Damit das Arzneimittel nicht durch den Applikator zurückgesaugt wird, sollte der Druck auf die Tube immer seitlich und vom hinteren Ende her erfolgen. Den Druck auf die Tube beim Herausziehen aus dem Analkanal aufrecht erhalten.
- Nach jeder Anwendung den Applikator von außen reinigen. Hierfür die Reinigungshinweise in der Packungsbeilage des Arzneimittels beachten.

**Tipps und Tricks**

- Analdehner: Ein Analdehner besteht aus einem kegelförmigen Applikationsrohr mit seitlicher Austrittsöffnung und lässt sich auf die Salbentube aufschrauben. Er soll den Analkanal vorsichtig weiten. Das Einführen sollte nach Bestreichen mit einer kleinen Menge Creme, Salbe oder Gel behutsam erfolgen. Nach dem Herausdrücken der Salbe und vorsichtigem Vor- und Zurückbewegen sowie leichtem Drehen der Tube verbleibt diese Applikationshilfe gegebenenfalls einige Minuten im Analkanal.

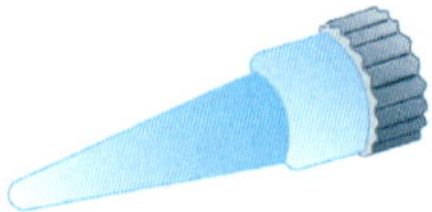

## Rektalschäume

Rektalschäume sind zum Einbringen von Arzneimitteln in den Dickdarm gedacht und liegen in einer Druckgasdose vor.

### Richtige Anwendung

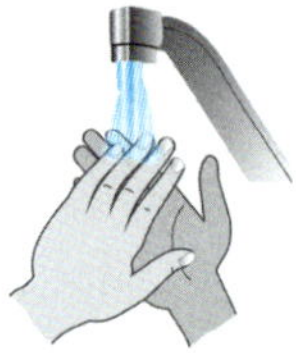

- Idealerweise erfolgt die Anwendung des Arzneimittels nach dem Stuhlgang.
- Hände gründlich waschen und gut abtrocknen.
- Die Einführhilfe (Applikator) auf die Sprühdose stecken.

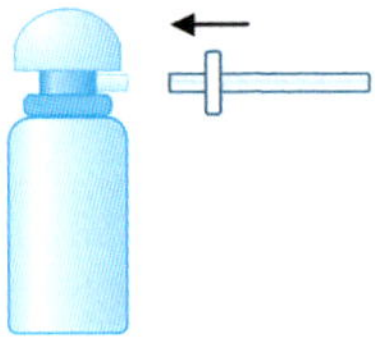

- Die Sprühdose vor der Anwendung kurz schütteln, um den Inhalt gleichmäßig zu durchmischen.
- Die Sprühdose vor der Anwendung auf den Kopf drehen.
- Zum möglichst tiefen Einführen des Applikators einen Fuß auf einen Stuhl oder Hocker stellen.

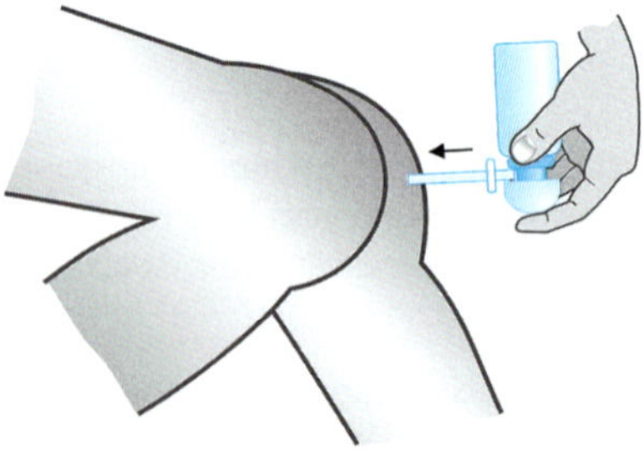

- Nach dem Einführen das Dosierventil herunterdrücken und langsam wieder loslassen.
- Den Applikator aus dem After nehmen und von der Sprühdose abnehmen.
- Hände gründlich waschen.

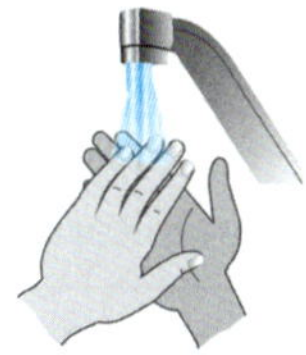

**Bitte beachten**

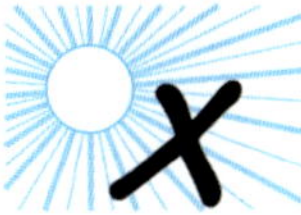

- Rektalschäume bei Raumtemperatur (nicht über 25 °C) lagern.
- Zum leichteren Einführen den Applikator (Einführhilfe) befeuchten oder mit einer neutralen Salbe, z. B. Vaseline, leicht einfetten.
- Es gibt Applikatoren zur Einfach- oder Mehrfachanwendung. Bei Mehrfachverwendung des Applikators ist dieser nach jeder Anwendung zu reinigen. Hierfür die Reinigungshinweise in der Packungsbeilage des Arzneimittels beachten.

# Referenzen und weiterführende Literatur

## Primärliteratur

Abd-el-Maeboud KH, el-Naggar T, el-Hawi EM, Mahmoud SA, Abd-el-Hay S. Rectal suppository: commonsense and mode of insertion. Lancet 1991; 338: 798–800.

Anonymous. Guide to care for patients. Asthma inhalers. Nurse Pract 2006; 31: 53–54.

Bärtsch U, Comtesse Ch, Wetekam B. Insulinpens in der Diabetesbehandlung. Ther Umsch 2006; 63: 398–404.

Bankhead R, Boullata J, Brantley S, Corkins M, Guenter P, Krenitsky J, Lyman B, Metheny NA, Mueller C, Robbins S, Wessel J and the A.S.P.E.N. Board of Directors. A.S.P.E.N. Enteral Nutrition Practice recommendations. J Parenteral Enteral Nutr 2009; 33: 122–167.

Beckwith C, Feddema SS, Barton RG, Graves C. A guide to drug therapy in patients with enteral feeding tubes: dosage form selection and administration modes. Hosp Pharm 2004; 39: 225–237.

Bertsche T, Ghaderi H, Bardenheuer HJ, Haefeli WE. Schmerzpflaster – Reden vor dem Kleben. Pharm Ztg 2006; 151: 1878–1884.

Brown JA. Swallowing medication. JAMA 1982; 248: 1833–1834.

Busche S, Gramer E. [Improved eyedrop administration and compliance in glaucoma patients. A clinical study]. Klin Monbl Augenheilkd 1997; 211: 257–262.

Christensen MT, Barry JR, Turner FD. Five-minute removal of soft lenses prevents most absorption of a topical ophthalmic solution. CLAO J 1998; 24: 227–231.

Cook TJ, Edwards S, Gyemah C, Shah M, Shah I, Fox T. Variability in tablet fragment weights when splitting unscored cyclobenzaprine 10 mg tablets. J Am Pharm Assoc 2004; 44: 583–586.

Durand C, Alhammad A, Willett KC. Practical considerations for optimal transdermal drug delivery. Am J Health Syst Pharm 2012; 69: 116–124.

Elliott M. The nine rights of medication administration: an overview. Br J Nurs 2010; 19: 300–305.

EMEA Reflection Paper: Formulations of choice for the paediatric population. Verfügbar unterhttp://www.ema.europa.eu/docs/en_GB/document_library/Scientific_guideline/2009/09/WC500003782.pdf. Stand der Information: 07/2006.

Fink JB, Rubin BK. Problems with inhaler use: a call for improved clinician and patient education. Respir Care 2005; 50: 1360–1374; discussion 1374–1375.

Flach AJ. The importance of eyelid closure and nasolacrimal occlusion following the ocular instillation of topical glaucoma medications, and the need for the universal inclusion of one of these techniques in all patient treatments and clinical studies. Trans Am Ophthalmol Soc 2008; 106: 138–145; discussion 145–148.

Fowler JF Jr. A helpful aid for pill swallowing: the pop-bottle method. Cutis 1986; 37: 461.

Fraunfelder FT, Meyer SM. Systemic side effects from ophthalmic timolol and their prevention. J Ocul Pharmacol 1987; 3: 177–184.

Haefeli WE. Drug administration errors – what information is required to enable patients to safely take their drugs? Ther Umsch 2006; 63: 363–365.

Garvie PA, Lensing S, Rai SN. Efficacy of a pill-swallowing training intervention to improve antiretroviral medication adherence in pediatric patients with HIV/AIDS. Pediatrics 2007; 119: e893–e899.

Hansen DL, Tulinius D, Hansen EH. Adolescents' struggles with swallowing tablets: barriers, strategies and learning. Pharm World Sci 2008; 30: 65–69.

Hardberger R, Hanna C, Boyd CM. Effects of drug vehicles on ocular contact time. Arch Ophthalmol 1975; 93: 42–45.

Hermens WA, Merkus FW. The influence of drugs on nasal ciliary movement. Pharm Res 1987; 4: 445–449.

Jaspersen D. Drug-induced oesophageal disorders: pathogenesis, incidence, prevention and management. Drug Saf 2000; 22: 237–249.

Kwon KA, Diestelhorst M, Süverkrüp R. [Dosage problems in suspension eyedrops]. Klin Monbl Augenheilkd 1996; 209: 144–149.

MacLeod AD, Vella-Brincat J, Frampton C. Swallowing capsules. Palliat Med 2003; 17: 559.

McConnell EA. Instilling eye ointment. Nursing 1999; 29: 14.

Melani AS. Inhalatory therapy training: a priority challenge for the physician. Acta Biomed 2007; 78: 233–245.

Miller CA. Safe medication practices: administering medications to elders who have difficulty swallowing. Geriatr Nurs 2003; 24: 378–379.

Lareau SC, Hodder R. Teaching inhaler use in chronic obstructive pulmonary disease patients. J Am Acad Nurse Pract 2012; 24: 113–120.

Lavorini F, Magnan A, Dubus JC, Voshaar T, Corbetta L, Broeders M, Dekhuijzen R, Sanchis J, Viejo JL, Barnes P, Corrigan C, Levy M, Crompton GK. Effect of incorrect use of dry powder inhalers on management of patients with asthma and COPD. Respir Med 2008; 102: 593–604.

Lövborg H, Jönsson AK, Hägg S. A fatal outcome after unintentional overdosing of rivastigmine patches. Curr Drug Saf 2012; 7: 30–32.

Lumbroso P, Nhamias M, Nhamias S, Tranche P. A preliminary study of the adsorption and release of preservatives by contact lenses and collagen shields. CLAO J 1996; 22: 61–63.

Paparella S. Transdermal patches: an unseen risk for harm. J Emerg Nurs 2005; 31: 278–281; quiz 321.

Peek BT, Al-Achi A, Coombs SJ. Accuracy of tablet splitting by elderly patients. JAMA 2002; 288: 451–452.

Phillips NM, Nay R. Nursing administration of medication via enteral tubes in adults: a systematic review. Int J Evid Based Healthc 2007; 5: 324–353.

Quinzler R, Haefeli WE. [Tablet splitting]. Ther Umsch 2006; 63: 441–447.

Reiss M, Reiss G. Ohrentropfen–therapeutische Aspekte und Applikation. Praxis 2002; 91: 1164–1166.

Ritch R, Jamal KN, Gürses-Ozden R, Liebmann JM. An improved technique of eye drop self-administration for patients with limited vision. Am J Ophthalmol 2003; 135: 530–533.

Schiele JT, Quinzler R, Klimm HD, Pruszydlo MG, Haefeli WE. Difficulties swallowing solid oral dosage forms in a general practice population: prevalence, causes, and relationship to dosage forms. Eur J Clin Pharmacol 2013; 69: 937–948.

Seidling HM, Lampert A, Lohmann K, Schiele JT, Send AFJ, Witticke D, Haefeli WE. Safeguarding the process of drug administration with an emphasis on electronic support tools. Br J Clin Pharmacol 2013 (in press)

Singh BN. Effects of Food on Clinical Pharmacokinetics. Clin Pharmacokinet 1999; 37: 213–255.

Stammschulte T, Brune K. [Drug safety problems in association with the use of opioid containing patches for the management of pain]. Dtsch Med Wochenschr 2010; 135: 870–873.

Teping C, Wiedemann B. [The COMOD system. A preservative-free multidose container for eyedrops]. Klin Monbl Augenheilkd 1994; 205: 210–217.

Urtti A, Salminen L. Minimizing systemic absorption of topically administered ophthalmic drugs. Surv Ophthalmol 1993; 37: 435–456.

Watson A, Michaels L. Images in cardiology. Incorrect administration of buccal glyceryl trinitrate. Heart 2002; 87: 209.

Wilding IR, Kenyon CJ, Chauhan S, Hooper G, Marshall S, McCracken JS, Staab HJ, Armbrecht J. Colonic spreading of a non-chlorofluorocarbon mesalazine rectal foam enema in patients with quiescent ulcerative colitis. Aliment Pharmacol Ther 1995; 9: 161–166.

Williams NT. Medication administration through enteral feeding tubes. Am J Health Syst Pharm 2008; 65: 2347–2357.

Wilson PS, Grocutt M, Dingle A, Reid AP. Distribution of ear drops in normal ears. J Laryngol Otol 1991; 105: 359–361.

Wilson R, Sykes DA, Chan KL, Cole PJ, Mackay IS. Effect of head position on the efficacy of topical treatment of chronic mucopurulent rhinosinusitis. Thorax 1987; 42: 631–632.

Zimmerman TJ, Kooner KS, Kandarakis AS, Ziegler LP. Improving the therapeutic index of topically applied ocular drugs. Arch Ophthalmol 1984; 102: 551–553.

## Fach- und Gebrauchsinformationen der Hersteller, z. B.:

Fachinformation zu Actrapid®. Verfügbar unter www.fachinfo.de. Stand der Information 11/2012.

Fachinformation zu Apidra SoloStar®. Verfügbar unter www.fachinfo.de. Stand der Information 11/2012.

Packungsbeilage zu Budenofalk® Rektalschaum. Verfügbar unter http://www.patienteninfo-service.de/Stand der Information 03/2009.

Fachinformation zu NasenTropfen-ratiopharm Kinder. Verfügbar unter www.fachinfo.de Stand der Information 05/2012

Packungsbeilage zu Canesten GYN 3 Tage® Vaginalcreme. Verfügbar unter www.canesten.de. Stand der Information: 07/2009.

Packungsbeilage zu Canesten GYN 3 Tage® Vaginaltabletten. Verfügbar unter www.canesten.de. Stand der Information: 05/2009.

Packungsbeilage zu Synarela® 2 mg/ml Nasenspray, Lösung. Verfügbar unter http://www.patienteninfo-service.de/. Stand der Information: 02/2012

Fachinformation zu Claversal® Rektalschaum. Verfügbar unter www.fachinfo.de. Stand der Information 01/2012.

Fachinformation zu Clexane® 60 mg/80 mg/100 mg. Verfügbar unter www.fachinfo.de. Stand der Information 07/2011.

Fachinformation zu Diazepam Desitin® Rectal Tube. Verfügbar unter www.fachinfo.de. Stand der Information 08/2008.

Fachinformation zu Fragmin® P/P Forte. Verfügbar unter www.fachinfo.de. Stand der Information 08/2012.

Packungsbeilage zu Freka-Clyss®. Verfügbar http://fresenius-kabi.at/de/files/GA_FrekaClyss.pdf. Stand der Information: 11/2009.

Fachinformation zu Gent-Ophthal® Augensalbe. Verfügbar unter www.fachinfo.de. Stand der Information Juni 2010.

Packungsbeilage zu Klistier®. Verfügbar unter http://fresenius-kabi.at/de/files/GAKlistier.pdf. Stand der Information: 09/2010.

Packungsbeilage zu KadeFungin® 3. Verfügbar unter www.kadefungin.de Stand der Information: 01/2013.

Packungsbeilage zu KadeFungin® 6. Verfügbar unter www.kadefungin.de. Stand der Information: 09/2012.

Fachinformation zu Livocab®. Verfügbar unter www.fachinfo.de Stand der Information: 03/2011.

Packungsbeilage zu Oekolp® Ovula. Verfügbar unter www.kade.de. Stand der Information: 05/2012.

Fachinformation zu Otalgan®. Verfügbar unter www.fachinfo.de Stand der Information: 08/2011.

Fachinformation zu Panotile® Cipro. Verfügbar unter www.fachinfo.de Stand der Information: 08/2011.

Packungsbeilage zu Salofalk® Rektalschaum. Verfügbar unter http://www.patienteninfo-service.de/Stand der Information: 09/2010.

## Online verfügbare Ressourcen und Printmedien zur richtigen Arzneimittelanwendung, z. B.:

Arzneiformen richtig anwenden. Wolfgang Kircher. 3. Auflage. Deutscher Apotheker Verlag, Stuttgart, 2007.

BD Medical. Sichere und sanfte Insulininjektion. Verfügbar unter http://www.bd.com.

Checklisten der Bundesapothekerkammer/ABDA zur korrekten Arzneimittelanwendung. Verfügbar unter www.abda.de

Doktor, N. Insulinpens – Wie man häufige Anwendungsfehler vermeidet. Pharmazeutische Zeitung 2007; 50. Verfügbar unter: http://www.pharmazeutische-zeitung.de

Novo Nordik. InnoLet® – An easy-to-use doser with a large, ergonomic dial. Verfügbar unter: http://www.novonordisk.com/diabetes_care/insulin_pens_and_needles/innolet/default.asp

Standardarbeitsanweisungen und ergänzende Informationen für die Patientenberatung zur korrekten Arzneimittelanwendung der Bundesapothekerkammer/ABDA. Verfügbar unter www.abda.de

http://www.patienteninfo-service.de

http://www.safemedication.com/safemed/MedicationTipsTools/Howto Administer

http://www.hexal.de/praeparate/arzneimittel-richtig-anwenden/